そうだったのか！
症例でみる
循環器病態生理

［著］
古川 哲史 東京医科歯科大学難治疾患研究所生体情報薬理分野 教授

［協力］
上嶋 徳久 （公財）心臓血管研究所付属病院循環器内科 心不全担当部長

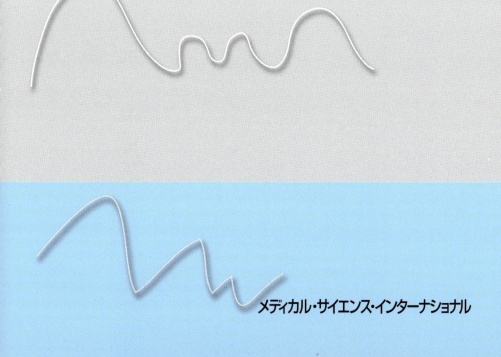

メディカル・サイエンス・インターナショナル

I Got It! The Cardiovascular Pathophysiology : A Case-Based Approach
First Edition
by Tetsushi Furukawa

© 2018 by Medical Sciences International, Ltd., Tokyo
All rights reserved.
ISBN 978-4-89592-911-0

Printed and Bound in Japan

序　文

　ここに「そうだったのか！ 症例でみる循環器病態生理」をお送りします．本著は，「そうだったのか！」シリーズの第5冊目，最終巻となります．
　シリーズ最初の本「そうだったのか！ 臨床に役立つ不整脈の基礎」（共著）は2012年10月5日に発売されました．千葉大学の中谷晴昭先生から，「不整脈を基礎的な知見から説明する本を出版するのですが，協力してくれない？」との話があり，不整脈の基礎なら自分の専門だし，やってみようということで始まりました．「そうだったのか！ 臨床に役立つ不整脈の基礎」を発行した後，編集部から「これを，基礎医学的な知見を臨床の先生方にも活用していただけるようなシリーズにしたいのですが，ご協力いただけませんか？」という打診があり，それはいくらなんでも荷が重すぎるということでずっとお断りさせていただいていました．そのうち自分の行っている基礎研究のテーマが心血管疾患のゲノムや発生に関することに発展し，これを多くの先生方にお伝えしたいと思うようになり，「では，年1冊のペースで5冊のシリーズということでやりましょう」とシリーズ化が決まりました．実は，これが苦難の日々の始まりでした．日本循環器学会年会に合わせて出版することにしたのですが，そのためには初稿を8月末までに上げる必要があります．そんなわけで夏は正念場となり，医学部の授業や実習などがなく自由に時間が使えるはずが，毎日執筆活動に追われる日々となってしまいました．ここ6年間は夏休みを1日もとっておらず，最初は文句を言っていた家族も今ではすっかりあきらめています．何度，安請け合いをしたことを後悔したかわかりません．
　循環器学会と並ぶ自分の主戦場が薬理学会であったことから2冊目は「薬理学」，3冊目と4冊目は自分の研究の展開に合わせて，「ゲノム医学」と「発生・再生」をテーマにしました．編集部との打ち合わせで，5冊目はこれらの集大成として心血管疾患に対して病態生理からアプローチしようということになりました．4冊を出したところで，それなりに臨床の先生方にも読んでいただいている感触はあったのですが，主に基礎医学に興味のある先生に限られている印象でした．そのような勉強熱心な先生方は，このような本がなくても自発的に勉強されたことでしょう．「基礎医学に特に興味はないけれども，ちょっと手にしてみたら基礎医学も面白い，基礎医学を知ると臨床がより良いものになるのでは」と思ってもらいたい，というのが最大のモチベーションでした．でも，このような基礎医学に特段興味のない臨床家の先生方には自分が期待していたほど「浸透した」という実感が得られませんでした．何が原因なのか，何を改善したらいいのかと思いあぐねている間に，予定を

1年過ぎてしまいました．ある日，4冊目までは，基礎医学的な知識を知っていただいて，これを日常臨床に活かしていただければという「基礎⇒臨床」の流れになっていることに気がつきました．すなわち，自分たち基礎医学研究者の目線でのアプローチだったのです．これを逆にしたらどうだろう？…すなわち，臨床の先生方がたどる流れに合わせて，症例から入り，これに基礎医学的知見をどのように反映させて考えたらいいのかという「臨床⇒基礎」の流れにしたらどうだろう，という思いに至りました．そこで，自分の大学院講座を修了し今は心臓血管研究所付属病院の心不全担当部長をしている上嶋徳久先生と内輪の忘年会で会ったときに，酔いで判断力が鈍っているすきに口説いて症例を提供してもらうことにしました．「こんな症例が欲しいんだけど」と30くらいのケースをお願いしましたが，そのほとんどを提供していただき，本書が完成することになりました．上嶋先生にはいくら感謝しても足りません．

＊　　　＊　　　＊

本書は，5冊シリーズの集大成に位置付けられるということで，不整脈，薬理学，ゲノム医学，発生・再生のすべての側面が少しずつ含まれています．これらの内容は重複がないように，前著で説明したことはごく簡単な説明にとどめてあります．もし，もっと詳しく知りたいと思っていただけたなら，本文中にこれは前著のうちどれに載っているかを記載していますので，前著を参照していただけたらと思います．5冊のシリーズを通して，臨床の先生方の診療の幅が広がり，ひいては国民の皆さまのお役に立てることを心から願っています．

＊　　　＊　　　＊

最後に，1年遅れになってしまいましたが，シリーズ5冊を完走することができ，感無量です．もう死語になっているかもしれませんが，女子マラソンの有森裕子選手が，バルセロナオリンピックの銀メダルに続いてアトランタオリンピックで銅メダルを取ったときに述べた名言「自分をほめたい」を自分にも送りたい気持ちです．でも，これは何度も挫折しそうになったのを，ときには温かく，ときには厳しく励まし続けてくれた編集者の染谷繁實氏がいなくては達成できなかったことであり，この場を借りて心から感謝申し上げたいと思います．

読者の皆さまの日常診療がより豊かになること，皆さまとまたいつか接点をもつことができることを願っています．

2018年2月
古川 哲史

目　次

Part I　心不全
1. 心不全における ANP 治療 ……………………………………… 2
2. 心不全におけるドパミン治療とドブタミン治療 …………… 9
3. CRT：有効例と無効例 …………………………………………… 14
4. 心不全におけるトルバプタンの使用 ………………………… 19
5. 利尿薬で生じる低カリウム血症と高カリウム血症 ………… 24
6. フロセミドによる高尿酸血症 ………………………………… 30
7. 肺水腫に対する利尿薬治療 …………………………………… 35
8. 高齢者の HFpEF ………………………………………………… 39
9. 心不全に伴う低栄養と心臓悪液質 …………………………… 45
10. 心不全と運動 …………………………………………………… 50

Part II　虚血性心疾患
1. 不安定狭心症から心筋梗塞への移行 ………………………… 56
2. AMI 発症後の再灌流施行までの時間 ………………………… 60
3. ステント留置後の DAPT 治療 ………………………………… 64
4. ニトログリセリンが効きにくい女性の狭心症 ……………… 68
5. 明け方に発症する異型狭心症 ………………………………… 72
6. HDL-chol が高い患者の心筋梗塞発症 ………………………… 76
7. 肉食と心筋梗塞 ………………………………………………… 82
8. 食事療法無効の高 LDL コレステロール血症 ………………… 86
9. スタチンと横紋筋融解症 ……………………………………… 90
10. ストレスと心筋梗塞発症 ……………………………………… 93

Part III　高血圧
1. 食塩感受性高血圧の治療方針 ………………………………… 98
2. 降圧薬からの離脱と入院食 …………………………………… 102
3. ACE 阻害薬で生じる空咳 ……………………………………… 105

Part Ⅳ　不整脈

1. 心房粗動治療とⅠ群抗不整脈薬 ………………………………… 110
2. カルベジロール治療による喘息の悪化 ………………………… 114
3. 心房細動にみられる家族性 ……………………………………… 120
4. 心房細動に合併する心原性脳塞栓 ……………………………… 124
5. 心房細動治療としての肺静脈隔離術 …………………………… 129
6. 不整脈原性右室心筋症の発生学的理解 ………………………… 132
7. QT延長症候群：遺伝性と薬物性 ……………………………… 137

Part Ⅴ　血栓症

1. アスピリンの増量と心筋梗塞 …………………………………… 146
2. 不安定なワルファリンの効果 …………………………………… 150
3. ワルファリンの無効例 …………………………………………… 153
4. ワルファリンとエゼチミブの併用によるPT-INR上昇 ……… 157
5. 抗血小板薬と抗凝固薬併用中の脳出血発症 …………………… 160

索　引 ……………………………………………………………………… 165

●メモ●
メモ1● 前負荷と後負荷 ………………………………………………… 8
メモ2● ループ利尿薬とアミノグリコシド系抗菌薬の飲み合わせ … 29
メモ3● 身をもって実感した食塩感受性 ……………………………… 104

注　意

本書に記載した情報に関しては，正確を期し，一般臨床で広く受け入れられている方法を記載するよう注意を払った。しかしながら，著者ならびに出版社は，本書の情報を用いた結果生じたいかなる不都合に対しても責任を負うものではない。本書の内容の特定な状況への適用に関しての責任は，医師各自のうちにある。

　著者ならびに出版社は，本書に記載した薬物の選択，用量については，出版時の最新の推奨，および臨床状況に基づいていることを確認するよう努力を払っている。しかし，医学は日進月歩で進んでおり，政府の規制は変わり，薬物療法や薬物反応に関する情報は常に変化している。読者は，薬物の使用にあたっては個々の薬物の添付文書を参照し，適応，用量，付加された注意・警告に関する変化を常に確認することを怠ってはならない。これは，推奨された薬物が新しいものであったり，汎用されるものではない場合に，特に重要である。

Part I

心不全

1 心不全における ANP 治療

症　例

　53歳，女性。数年前に軽度の高血圧を指摘されていたが無治療で経過をみていた。1年前の3月に胸痛を自覚し，当院受診。来院時血圧は142/90 mmHgと正常上限であった。心電図で陰性T波を認め，心エコー検査ではLVEFは42%と低下していた。拡張型心筋症と診断し，β遮断薬を投与開始した。本年5月に入り風邪を引いた。5日朝より息切れを自覚し，その後徐々に増悪したために，救急外来受診。

　入院時，血圧190/105 mmHg，SpO$_2$ 85%，両側肺野に湿性ラ音を聴取した。胸部X線写真（図1）では心陰影拡大と肺血管陰影増強，butterfly shadowを呈していた。心電図（図2）は，洞性頻脈，上室期外収縮。血液生化学的検査では，WBC 4,600/μl，RBC 433×10^4/μl，Hb 14.0 g/dl，PLT 15.1×10^4/μl，BUN 16.0 mg/dl，Cr 0.76 mg/dl，Na 142 mEq/L，K 4.6 mEq/L，Cl 106 mEq/L，GOT 33 IU/L，GPT 20 IU/L，LDH 209 IU/L，CK 100 IU/L，CRP 0.73 mg/dl，BNP 308 pg/ml。クリニカル・シナリオ（Clinical Scenario：CS）1，Nohria-Stevenson分類でwarm & wetの急性非代償性心不全と診断した。新しい陽圧換気療法 *adaptive servo ventilation*（*ASV*）を装着して，カルペリチド（ハンプ®）0.05γで持続静注を行ったところ，次第に血圧が低下し，酸素化が改善した。翌日には

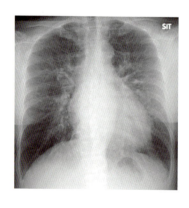

図1　胸部X線写真

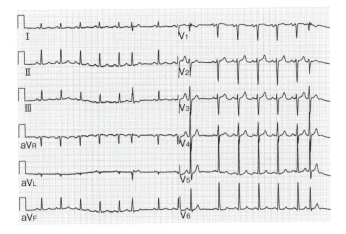

図2　心電図

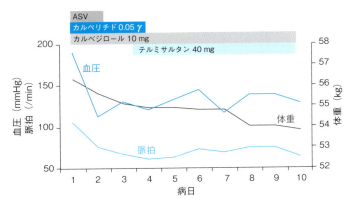

図3　臨床経過

ASVから離脱，翌々日にはカルペリチドからも離脱した．以前から投与されているβ遮断薬に加えてARBを追加し，第10病日に退院できた（図3）．

病態生理から治療をどう考えるのか？

1）治療方針に至るプロセス

　本症例は約5日間で急激な悪化を示した急性心不全症例である．急性心不全は，以前はSwan-Ganzカテーテルを入れて，Forrester分類に従ってグループ分けを行い，治療法を選択するのが王道だった．ただし，Swan-Ganzカテーテルを行うまでの時間により治療開始が遅れること，すべての施設でSwan-Ganzカテーテルが施行できるわけではないことなどから，近年では主に収縮期血圧というどこでも誰でも測定できる検査データをもとに治療法を決める「クリニカル・

```
            うっ血所見
         なし      あり
       ┌─────────┬─────────┐
   なし │warm & dry│warm & wet│
低灌流   ├─────────┼─────────┤
所見 あり│cold & dry│cold & wet│
       └─────────┴─────────┘
```

図4　Nohria-Stevenson 分類

シナリオ(CS)」を用いることが増えている．ただ，CSのみでは，血管拡張薬だけで治療するのか，利尿薬を併用するのかを決めかねることも少なくないため，臨床所見をもとに Forrester 分類にならって区分した Nohria-Stevenson 分類をCSに合わせて治療法を決定することが増えている（図4）．

CSではCS1からCS5の5タイプに分類されるが，CS1〜CS3が一般的な左心不全に相当し，次のように分類される．

収縮期血圧 > 140 mmHg　　⇒ CS1
　　　　　100〜140 mmHg　⇒ CS2
　　　　　< 100 mmHg　　　⇒ CS3

2003年に提唱された Nohria-Stevenson 分類は，Swan-Ganz カテーテルによる Forrester 分類に近い分類方法であり，うっ血所見と低灌流所見の有無を身体所見から判断し，心不全の病態を図4の4つに分類するものである．うっ血所見と低灌流所見はそれぞれ，

　うっ血所見 ⇒ 起座呼吸，頸静脈圧の上昇，浮腫，腹水，肝頸静脈逆流
　低灌流所見 ⇒ 小さな脈圧（脈圧/収縮期血圧 < 25%），四肢冷感，傾眠，低ナトリウム血症，腎機能悪化

で評価される．

CS1・2では，うっ血所見の有無によって利尿薬を使うか，血管拡張薬だけで治療するかが分かれる．CSと Nohria-Stevenson 分類を併用することで，CS1・2の治療の選択が容易になるものと考えられる．

本症例は，入院時の血圧が 190/105 mmHg であることからCS1に分類され，胸部X写真からうっ血の存在が示唆されるが低灌流所見はないことから Nohria-Stevenson 分類 warm & wet に分類される．CS1は急激に進展した肺水腫で，血管不全が病因と考えられる．5日で急激に進展した点もこれに合致することから，血管不全が病因と考えて血管拡張薬が用いられている．静脈内投与が可能な血管拡張薬は，以前は硝酸薬（ニトログリセリン）のみであったが，近年はカル

ペリチド（ヒト心房性ナトリウム利尿ペプチド：ハンプ®）も使われるようになった。本例でもカルペリチドにより治療が行われている。

2）ニトログリセリンとカルペリチドの作用機序

　ニトログリセリンもカルペリチドも，グアニル酸シクラーゼと呼ばれる酵素を活性化してGTPからcGMPを産生する。ちなみに，シクラーゼ（cyclase）は「環状のものを作る」という言葉からきており，非環状のGTPあるいはATPから環状のcGMPあるいはcAMP（cyclic GMPあるいはcyclic AMP）を作る酵素である。平滑筋の収縮/弛緩は，ミオシン軽鎖のリン酸化/脱リン酸化により規定される。cGMPはミオシン軽鎖ホスファターゼを活性化し，ミオシン軽鎖を脱リン酸化する。したがって，血管平滑筋を弛緩させるので，血管拡張作用を示す。

ミオシン軽鎖キナーゼ
［拡張］脱リン酸化ミオシン軽鎖　⇄　リン酸化ミオシン軽鎖［収縮］
ミオシン軽鎖ホスファターゼ

　ニトログリセリンは一酸化窒素（NO）を遊離し，NOが細胞質内に存在する可溶性グアニル酸シクラーゼを活性化してcGMPを産生する。心房性ナトリウム利尿ペプチド（ANP）は，心房筋の伸展などにより心房から分泌されるナトリウム利尿ペプチドである。ANPの受容体NPR-Aは膜結合型のグアニル酸シクラーゼで，やはりGTPからcGMPを生成する。

3）カルペリチドとニトログリセリンの作用のメカニズムの違いは？

　可溶性グアニル酸シクラーゼを活性化するニトログリセリンと膜結合型グアニル酸シクラーゼを活性化するカルペリチドは，いずれも最終的にcGMPを産生するが，作る経路によって作用に違いはあるのだろうか？
　実は，作用に微妙な違いが生じる。主な違いは，以下の3点である。
①前負荷・後負荷に対する影響：ニトログリセリンは主に静脈系の血管を拡張し，前負荷を軽減する。これに対して，カルペリチドは動脈系の血管も静脈系の血管も拡張し，前負荷・後負荷ともに軽減する。
②利尿作用の有無：カルペリチドは，腎臓では主に輸入動脈の血管を拡張するので，糸球体圧が増加し原尿が増える。機序は不明であるが，尿細管上皮細胞でNa再吸収が増加する効果も加わって利尿作用を示す。
③臓器保護作用の強弱：カルペリチドには臓器保護作用があるといわれている。その詳しいメカニズムは明らかではない。

> ●ポイント●
> カルペリチドに特徴的な作用
> ①血管拡張作用（動脈系も静脈系も）
> ②利尿作用
> ③心保護作用

　同じ cGMP を産生するのに，ニトログリセリンとカルペリチドで前負荷・後負荷に対する違い，すなわち作用する場所に違いがなぜ出てくるのだろうか？これには NO の運搬方法が関係する．ニトログリセリンはプロドラッグで，そのままでは生理活性を示さない．主に肝臓の薬物代謝酵素で NO を産生することにより，薬効を示す．この生理活性をもつ NO を肝臓から作用場所である血管まで運搬する必要があるが，NO はガスなのでこのままではすぐに反応してしまい，作用場所まで効き目を維持したまま運ぶことができない．

　NO の血管までの運搬方法には 2 つの説，「亜硝酸イオン説」と「ニトロソヘモグロビン説」が提唱されている．亜硝酸イオン説は，NO が亜硝酸イオン（NO_2^-）となり血液中に溶け込んで運ばれるというものである．ニトロソヘモグロビン説は，NO が赤血球のヘモグロビンに結合しニトロソヘモグロビンとなって運ばれるというものである．

	（低酸素/静脈）		（高酸素/動脈）
亜硝酸イオン説	NO	⇔	NO_2
ニトロソヘモグロビン説	NO＋Hb	⇔	Hb–NO

　いずれが正しいとしても（両方とも正しいのかもしれない），上記のように酸素分圧が高い動脈ではキャリアの亜硝酸イオンあるいはニトロソヘモグロビンが安定であるが，酸素分圧の低い静脈では NO を遊離する反応が進行する（図5）．このため，ニトログリセリンは静脈で作用が強くなる．一方，カルペリチドは，ANP の受容体が動脈・静脈いずれの平滑筋にもあり，作用の場である血管でNO を産生するので，動脈・静脈にかかわらず作用を発揮する（図5）．

　CS1 は後負荷の上昇が主な原因となるので，血管拡張薬としては後負荷の軽減効果のあるカルペリチドのほうが最近ではより好まれて使われる傾向にある．カルペリチドは日本でだけ使われており，他の国では同じナトリウム利尿ペプチドでも心室から分泌される BNP の nesiritide が使われている．両者に基本的な違いはないと考えられており（まったく違いがないかはわからない），ANP が日本人研究者により同定されたことから，日本ではこちらが使われている．一方，大規模臨床試験は主に欧米で nesiritide を用いて行われている．

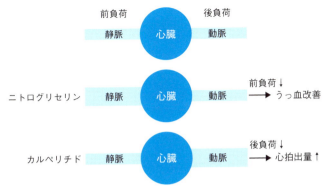

図5　ニトログリセリンとカルペリチドの前負荷・後負荷に対する作用

　ニトログリセリンとnesiritide急性投与の循環動態に対する作用を比較した研究では，nesiritideのほうがSwan-Ganzカテーテル検査の1つの指標である肺楔入圧を有意に低下させている[1]。このように，急性期の循環動態の改善にはBNP（おそらくANPも）のほうがニトログリセリンに比べて優れている。

4) カルペリチドの臓器保護作用って何？

　急性心不全の治療は，急性期の循環動態を安定化させて症状を改善する，すなわち，後のことはさておき，なんとか今をしのごうとするものである。とはいうものの，長期的な予後はまったく無視してよいわけではない。長期的にみた場合，ニトログリセリンとカルペリチドのどちらが有利なのだろうか？

　残念ながら，ニトログリセリンとカルペリチドあるいはnesiritideの長期予後を直接比較した大規模臨床試験はない。nesiritideとプラセボを比較した試験に，FUSION II（Follow-Up Serial Infusions of Nesiritide：2008）という臨床試験がある[2]。毎週1回または2回nesiritideを静脈投与し，24週後の全死亡や心不全・腎不全による入院がないイベントフリー生存率をプラセボ群と比較しているが，nesiritide治療群とプラセボ群で有意差を認めていない。

　したがって現時点では，カルペリチドは急性期の循環動態の安定化には有効であるが，長期生命予後の改善はもたらさない，と考えることができる。

> ●ポイント●
> カルペリチド
> 　短期的効果 ⇒ ニトログリセリンよりも血行動態を改善
> 　長期的効果 ⇒ プラセボに比べて優位性を認めない

[➡「そうだったのか！ 臨床に役立つ循環薬理学」Part Ⅰ-E-4「ヒト心房性ナトリウム利尿ペプチド」もご参照ください]

文 献

1. Publication Committee for the VMAC Investigators (Vasodilatation in the Management of Acute CHF). Intravenous nesiritide vs nitroglycerin for treatment of decompensated congestive heart failure: a randomized controlled trial. JAMA 27; 287: 1531-40.
2. Yancy CW, Krum H, Massie BM, et al. Safety and efficacy of outpatient nesiritide in patients with advanced heart failure: results of the Second Follow-Up Serial Infusions of Nesiritide (FUSION II) trial. Circ Heart Fail 2008; 1: 9-16.

●メモ1● 前負荷と後負荷

　テキストを見ると，前負荷は「心室が収縮する前にかかる圧」，後負荷は「心室が収縮した後にかかる圧」と書かれている。わかったようで，なんとなくすっきりしない説明ではないだろうか？

　前負荷は，主に静脈系の圧を反映している。前負荷が上昇するとFrank-Starlingの法則に従って心拍出量は増加するが，一方でうっ血症状も起こりやすくなる。後負荷は主に動脈系の圧を反映する。後負荷が上昇すると，心拍出量が減少する。血圧，言い換えると抵抗が高いところ（後負荷が高いところ）に同じ力で血液を送り出そうとすると，送り出せる量が減ることは感覚的に理解できるだろう。

2 心不全におけるドパミン治療とドブタミン治療

症例1：ドパミン治療例

　82歳，女性。7年前の3月より胸痛発作あり。持続するために他院を受診，心電図上急性心筋梗塞を疑われ，当院に転院搬送された。既往歴として，15年前と9年前に肺炎で入院歴あり。

　来院時の血圧は，収縮期血圧80 mmHg，拡張期測定できず。脈拍は60/min，意識朦朧，SpO$_2$ 94％（酸素マスク4 L/min投与下）。末梢冷感。血液生化学的検査は，WBC 9,000/μl，RBC 370×10^4/μl，Hb 11.7 g/dl，PLT 16.9×10^4/μl，BUN 41.2 mg/dl，Cr 1.03 mg/dl，Na 137 mEq/L，K 5.3 mEq/L，Cl 101 mEq/L，GOT 269 IU/L，GPT 182 IU/L，LDH 782 IU/L，CK 779 IU/L，CRP 0.2 mg/dl，TG 27 mg/dl，T-chol 148 mg/dl，LDL-chol 89 mg/dl，HDL-chol 52 mg/dl，LDL-chol/HDL-chol 1.71，BS 149 mg/dl，HbA1c 6.2％。血液ガス分析は，pH 7.22，PO$_2$ 84.1 mmHg，PCO$_2$ 30.3 mmHg，HCO$_3$ 11.9 mmol/L，BE −14.2 mmol/L。胸部X線写真では，CTR 67％と心陰影拡大あり，肺うっ血と両側胸水を認めた。心電図は，洞調律，心室内伝導遅延，V$_1$〜V$_4$でST上昇。以上から，急性前壁中隔心筋梗塞に伴う急性心不全，ショックと診断した。

　気管挿管を行い，ドパミンを持続投与して血圧を安定させながら緊急冠動脈造影を施行。左冠動脈主幹部#5から左冠動脈前下行枝#6にかけてびまん性の高度狭窄を認めたため，ステントを留置し血行再建を行った。大動脈バルーンパンピング（IABP）を挿入し，集中治療室に帰室した。ドパミン4γ＋IABPサポート下での血圧は90/30 mmHg，血行動態の改善が得られた。フロセミドの静脈投与と少量のカルペリチド投与で利尿が得られ，第3病日にはIABPから離脱。第4病日には抜管。その後徐々にドパミンを減量していき，第8病日には中止することができた。第12病日にはカルペリチドも中止できた（図6左）。

症例2：ドブタミン治療例

　82歳，女性。拡張型心筋症で他院に通院中。今年になってから労作性の息苦しさを自覚するようになった。2月から自宅内での軽労作でも息苦しさを自覚す

るようになり，徐々に増悪。2月13日に心不全増悪にて当院へ入院した。いったん改善して外来で経過をみていたが，8月，息切れがひどくなり下肢浮腫も伴ったため，心不全増悪が疑われ再入院となった。

　入院時，血圧 96/59 mmHg。Ⅲ音・Ⅳ音あり，Levine Ⅲ/Ⅵの収縮期雑音，また両側下肺野に軽度の湿性ラ音を聴取した。末梢冷感あり。血液生化学的検査は，WBC 5,700/μl，RBC 414×10^4/μl，Hb 12.9 g/dl，PLT 18.5×10^4/μl，BUN 12.7 mg/dl，Cr 0.77 mg/dl，Na 141 mEq/L，K 2.8 mEq/L，Cl 100 mEq/L，GOT 27 IU/L，GPT 11 IU/L，LDH 268 IU/L，T-Bil 1.2 mg/dl，CK 112 IU/L，CRP 0.2 mg/dl，TG 65 mg/dl，T-chol 174mg/dl，LDL-chol 111 mg/dl，HDL-chol 54 mg/dl，LDL-chol/HDL-chol 2.06，BS 104 mg/dl，HbA1c 6.1%。胸部X線写真では，CTR 76%と心陰影拡大あり，両側肺野に肺うっ血所見と胸水貯留を認めた。心電図は，洞調律で右脚ブロック。心エコー検査では，左室は下側壁を中心にびまん性に壁運動低下，EFは15%。重度の僧帽弁閉鎖不全を伴った。右室収縮期圧は推定で48 mmHg。以上から，CS3，Nohria-Stevenson分類 warm & coldの拡張型心筋症の心不全急性増悪と診断した。

　低心拍出症候群を伴っていたため，ドブタミン3γを投与開始し，利尿薬も持続静注で投与した。次第に低心拍出は改善し，利尿がつくようになった。第8病日にはドブタミンから離脱。内服薬に移行できた（図6右）。

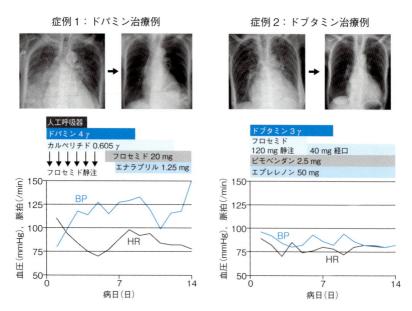

図6　症例1・2の治療経過

病態生理から治療をどう考えるのか？

1）治療方針に至るプロセス
　症例1も症例2も，収縮期血圧が100 mmHgを下回っていることからCS3と診断されてカテコラミン投与による治療が行われているが，症例1ではドパミン，症例2ではドブタミンが投与され，いずれも良好な治療経過が得られている。どうして症例1ではドパミンが，症例2ではドブタミンが選択されたのだろうか？これが逆であっても良好な経過が得られたと予想されるだろうか？

2）そもそもカテコラミンって何？
　気軽に「カテコラミン」と呼んでいるが，そもそもカテコラミンとは何だろう？ 図7は，アドレナリンの合成経路を示したものである。青で示した芳香環に2つの水酸基（-OH）が付いたものを「カテコール基」と呼ぶ。この側鎖にアミノ基（-NH$_2$）が付いたものが「カテコラミン（カテコールアミン）」である。
　治療に使われたドパミンは，生体内で天然に作られるカテコラミンである。一方，ドブタミンは合成カテコラミンで，カテコール基に付く側鎖が生体内のカテコラミンに比べてはるかに長くなっている。

3）ドパミンとドブタミンの作用機序の違い
　カテコラミンは交感神経の受容体に結合して，これを活性化させる。交感神経

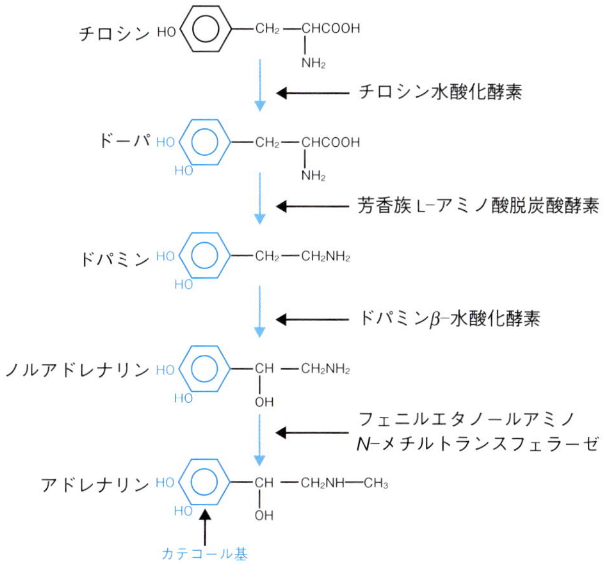

図7　アドレナリンの合成経路

表1 各交感神経受容体の組織分布と主な作用

交感神経受容体		主な分布組織	主な作用
α受容体	α_1受容体	血管平滑筋	血管収縮作用
	α_2受容体	交感神経神経終末	ノルアドレナリン分泌抑制
β受容体	β_1受容体	心筋	収縮力増強・心拍数増加
	β_2受容体	血管平滑筋	血管拡張作用
	β_3受容体	骨髄	白血球の末梢血への動員

の受容体は，大きくα受容体とβ受容体に分類される．さらに，α受容体はα_1受容体・α_2受容体，β受容体はβ_1受容体・β_2受容体・β_3受容体に分類され，サブタイプによって組織分布や作用が異なる．また，これらの受容体に対するドパミンとドブタミンの親和性が異なる．これにより，ドパミン・ドブタミンが異なった作用を示すことから，使い分けをすることになる．

　それでは，まず各交感神経受容体の主な分布と作用機序をみてみよう（表1）．
　循環器系で特に重要となるのが，α_1受容体の血管収縮作用，β_1受容体の心筋細胞の収縮力増強と心拍数増加作用，およびβ_2受容体の血管拡張作用である．
　次にドパミンとドブタミンのこれら重要な3つの受容体（α_1，β_1，β_2）に対する親和性をみてみよう（表2）．
　ドパミンとドブタミンの大きな違いは，ドパミンにはβ_2受容体に対する親和性がないことである（表2破線囲み）．このため，血管拡張作用がなく，強い昇圧作用を示す．ドブタミンはβ_2受容体親和性が高いので，昇圧作用がそれほど強くない．
　2つの症例はどちらも収縮期血圧が低いCS3に属すが，症例1は収縮期血圧が80 mmHgであり，意識混濁もあることから，心原性ショックに近い状態と考え，昇圧作用の強いドパミンが選択されている．一方，症例2は収縮期血圧は96 mmHgと比較的保たれており，意識もはっきりとしていることから，昇圧作用がそれほど強くないドブタミンが選択された．末梢血管の収縮作用が強いドパミンでは，末梢臓器不全などのリスクが高くなるから，できれば末梢血管収縮作用の少ない薬物が好ましいと考えられたためだろう．
　逆の薬物を選択した場合を考えると，症例2でドパミンを選択しても良好な結

表2 ドパミン・ドブタミンの交感神経受容体に対する親和性

	α_1受容体	β_1受容体	β_2受容体
ドパミン	＋	＋＋	－
ドブタミン	＋	＋＋＋	＋＋

果が得られた可能性はあるが，症例1でドブタミンを選択すると心原性ショックに近い状態が改善せず，困ったことになった可能性がある．実際に図6でみられるように，臨床経過でもドパミンを投与した症例1では血圧が上昇し，ドブタミンを投与した症例2では血圧が若干下がっている．

＊　　　　＊　　　　＊

2つの症例では使われていないが，生体内で天然に作られるカテコラミンに，ノルアドレナリンがある．心原性ショックの場合は，昇圧作用のより強力なノルアドレナリンを最初から使う場合もある．ただし，ノルアドレナリンは末梢血管収縮作用がさらに強くなるので，第1選択薬としてノルアドレナリンを用いるのは，末梢の臓器の保護にはこの際目をつぶっても生命だけは助ける必要があるという場合に限られる．

●ポイント●
心不全に対するドパミン，ドブタミン，ノルアドレナリンの使い分け
血圧が低いとき（心原性ショック）　　　　　　　　⇒ ドパミン
血圧が比較的保たれているとき　　　　　　　　　⇒ ドブタミン
血圧が低く，ドパミンが無効のとき（心原性ショック）⇒ ノルアドレナリン

[➡「そうだったのか！ 臨床に役立つ循環薬理学」Part Ⅰ-C-2「カテコラミン系薬」もご参照ください]

3 CRT：有効例と無効例

症例 1：有効例

　60歳，男性。15年前に左脚ブロックを指摘された。10年前の9月に当院を受診し，拡張型心筋症と診断された。以後，当院で経過をみていたが，ホルター心電図で非持続性心室頻拍を認めたため入院となった。

　入院時，血圧 118/76 mmHg，心雑音は聴取せず。血液生化学的検査は，WBC 4,700/μl，RBC 482×10^4/μl，Hb 15.8 g/dl，PLT 19.5×10^4/μl，BUN 13.8 mg/dl，Cr 0.91 mg/dl，Na 144 mEq/L，K 3.9 mEq/L，Cl 109 mEq/L，GOT 29 IU/L，GPT 33 IU/L，LDH 193 IU/L，CK 179 IU/L，CRP 0.04 mg/dl，TG 239 mg/dl，T－chol 158 mg/dl，LDL－chol 88 mg/dl，HDL－chol 34 mg/dl，LDL－chol/HDL－chol 2.59，BS 110 mg/dl，HbA1c 5.6%，BNP 151 pg/ml。胸部X線写真では，CTR 56%と心陰影拡大あり，肺うっ血なし。心電図は，洞調律，左脚ブロック。心エコー検査では，左室壁運動は全周性に低下しており，非同期運動もみられる。Mモードでは，中隔に呼吸性変動の所見がみられた。左室拡張末期容積は164 ml，収縮末期容積は109 ml，LVEFは34%であった。軽度の僧帽弁逆流も伴った。EFが高度に低下しており，心室頻拍もみられることから植込み型除細動器の適応と考えられたが，同時に左脚ブロックもあることから，両室ペーシング機能付き植込み型除細動器を植込むこととした。昨年2月植込み術施行。

　約1年後の追跡心エコー検査では，左室の非同期運動は改善していた。左室拡張末期容積は103 ml，収縮末期容積は46 ml，LVEFは55%であった（図8左）。

症例 2：無効例

　48歳，男性。25年前の健診で心拡大と房室ブロックを指摘され当院を受診，拡張型心筋症と診断された。その3年後の9月3日，ペースメーカ（VVIモード）植込み術施行。心室頻拍/細動が出現したために，17年前の9月に植込み型除細動器を植込んだ。5年前の10月，上気道炎を契機に心不全の増悪をきたし，入院加療を受けた。その後は心室頻拍を繰り返し，その都度除細動器で洞調律に回復していたが，頻回のため入院となった。

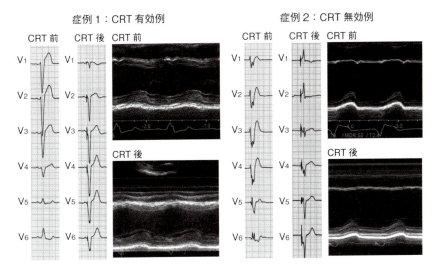

図8 症例1・2の心電図と心エコー

　入院時，血圧96/58 mmHg，LevineⅡ/Ⅵの収縮期雑音を聴取した。血液生化学的検査は，WBC 7,300/μl，RBC 382×10^4/μl，Hb 12.8g/dl，PLT 19.8×10^4/μl，BUN 18.0 mg/dl，Cr 0.87 mg/dl，Na 140 mEq/L，K 4.0 mEq/L，Cl 101 mEq/L，GOT 22 IU/L，GPT 20 IU/L，LDH 203 IU/L，CK 297 IU/L，CRP 0.06 mg/dl，TG 49 mg/dl，T－chol 223 mg/dl，LDL－chol 118 mg/dl，HDL－chol 91 mg/dl，LDL－chol/HDL－chol 1.30，BS 104 mg/dl，HbA1c 5.6%，BNP 126 pg/ml。胸部X線写真では，CTR 72%と心陰影拡大あり，肺うっ血なし。心電図は，左脚ブロック。心エコー検査では，心室中隔は壁厚減少しており，左室壁運動は中隔を中心に全体的に低下，非同期運動もみられる。左室拡張末期容積192 ml，収縮末期容積147 ml，LVEFは23%であった。軽度の僧帽弁逆流も伴った。EFが高度に低下しており，心室頻拍の発生に右室ペーシングによる非同期の関与も考えられることから，両室ペーシング機能付き植込み型除細動器へのupgradeを行うこととし，昨年2月に施行。

　約1年後の追跡心エコー検査では，左室壁運動は変わらず，左室拡張末期容積は183 ml，収縮末期容積は133 ml，LVEFは27%と，植込み前と変わりなかった（図8右）。

病態生理から治療をどう考えるのか？

1) 治療方針に至るプロセス

　薬物の効果にはピンからキリまである。最も有効性の高い薬はNSAIDsといわれており，80％以上の人で効果を示す。一方，最も有効性の低い薬といわれるのが抗癌剤で，20％程度の有効性しかないとされている。それでは，心不全の治療薬はどうだろう？

　重症心不全の治療薬は，抗癌剤に次いで有効性の低い薬にランクされている。薬理学の立場からはもちろん有効性の高い薬を作ることが第1目標なのだろうが，有効性の低い薬の効果を上げる方法も検討されている。そのなかで期待されているのが，治療薬に対して効果を示す患者（レスポンダー）を抽出して，レスポンダーだけに薬を投与することである。この成功例として引き合いに出されるのが，薬ではないのだが，心臓再同期療法 *cardiac resynchronization therapy*（*CRT*）である。すべての心不全患者に無作為にCRTを行うとその有効性は10％程度とされているが，心電図でQRS幅の延長した心不全患者にCRTを行うと，有効性は45％程度になるとされている。心電図のQRS幅というごくシンプルな指標で選別するだけで有効性が5倍近く上がるのだから，これは画期的なアプローチである。

　本章の2症例は，どちらの患者も左脚ブロックがあり，心エコーで左室と右室の非同期が確認されているので，いずれもレスポンダーである可能性が十分考えられる患者を選んでCRTの植込みが行われている。それにもかかわらず，症例2ではCRT後，左室拡張末期容積・収縮末期容積・LVEFともCRT前とほとんど変わらない。QRS幅が延長した心不全患者を選んでも有効性は45％に過ぎず，裏を返すと55％は無効となるので，2例中1例（症例2）でCRT無効であったのは実に妥当である。CRT植込みの費用は俗に外車1台分といわれ，500〜600万円かかる。このように高額なCRT植込みを行っても半数以上が無効というのは，医療費の高騰が叫ばれる昨今では見過ごすことのできない問題であろう。

2) CRTが有効となるメカニズム

　CRTは左室と右室を同期させることにより効果を示すが，もう少しミクロのレベル，すなわち分子レベルではどのようなメカニズムで効果を示すのだろうか？　これには交感神経が関係する。

　交感神経の受容体は，大きくα受容体とβ受容体に分類される。極端に単純化すると，α受容体は主に血管で作用し，β受容体は主に心臓で作用する。心臓に存在するβ受容体にも，$β_1$受容体と$β_2$受容体の2つがある。このようなホルモンやペプチドの受容体の多くは，G蛋白がシグナルのスイッチとなるG蛋白

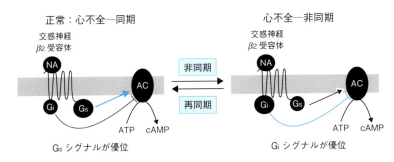

図9　両心室の同期・非同期とβ₂受容体のG蛋白カップリング。AC：アデニル酸シクラーゼ，NA：ノルアドレナリン。

共役型受容体である。共役するG蛋白の種類は受容体により様々で，スイッチの入る下流のシグナルが異なっている。β₁受容体は，G蛋白のうちGsと呼ばれる蛋白と共役し，Gsはアデニル酸シクラーゼと呼ばれる酵素を活性化して心臓の収縮力を増強する。一方，β₂受容体は，GsだけでなくGiとも共役している。Giは，Gsとは逆にアデニル酸シクラーゼを抑制する。同じ受容体が2つの相反するシグナルとカップルしているのは，なんと効率の悪いシステムかと思う人もいるかもしれない。ところが，面白いことに人体ではこのようなケースは決して稀ではない。例えば，アンジオテンシンIIの受容体であるAT₂受容体はAT₁受容体の作用に拮抗する。これは，AT₁受容体作用が過剰とならないように微調整するシステムと考えられている。ヒトのシグナル伝達では，ほとんどのケースでこのような微調整のシステムが備わっていると考えたほうがよいようである。

ところで，通常の状態ではβ₂受容体はGsとの共役が優勢，すなわちβ₁受容体とほぼ同じ挙動を示し，アデニル酸シクラーゼを刺激して心臓の収縮力を増強する。ところが，心不全時にはGiとの共役が優勢となり，収縮力を逆に抑制するようになる[1]。非同期を起こしてGiとの共役が優勢となった不全心でも，心室を同期させることによりβ₂受容体がGs優位に戻り，心機能が改善する（図9）[1]。どのG蛋白とのカップリングが優位であるのかを調べることができるようになれば，CRTのレスポンダーをもっと精度よく層別化できるようになることだろう。

3）非同期のない心不全ではCRTは無効？

次に，QRS幅の延長のない心不全，言い換えると左室と右室の非同期のない心不全では，CRTの効果は見込めないので，ただ指をくわえているしかないのだろうか？　これに関して，まだ動物実験のレベルではあるが，面白いことがわかってきている[2]。心不全の動物で，人為的に一時的に右室ペーシングを行って

両心室の非同期を作製し〔これを「ペースメーカ誘導性一時的非同期 *pacemaker-induced transient asynchrony*（PITA）」と呼んでいる〕，それからCRTで両室を同期させると，心機能が改善する．非同期のないイヌ（コントロール）と，PITAにより一時的に非同期の状態を経験させたイヌに対して，両室ペーシングでCRTを行い，高頻度ペーシングにより心不全を誘発している．その結果，驚くべきことにPITAにより左室拡張末期容積の増大が抑制され，CRTの効果が得られる可能性が示唆されている．

　このように，長時間続くと生体機能の破綻をきたす病的刺激でも短時間ならかえって生体に有利に働くことは，しばしばみられる現象である．心臓でいうと，虚血プレコンディショニング *ischemic pre-conditioning* がその代表例だろう．心筋梗塞を発症するときに，その前に短時間の虚血（狭心症）を繰り返していると，心筋梗塞の範囲が小さくてすむというものである．「短時間＝生体に有利，長時間＝生体に不利」は，普遍的な生体の応答なのかもしれない．これは次のように考えることができるのではないだろうか？　生体に有害な刺激が入ると，これを代償しようとする内因性の機転が働くために，有害刺激も短時間なら生体にとって有利となる．ところが刺激が長時間になると，その有害作用の影響が内因性の代償機転を凌駕してしまい，破綻をきたすという考えである．このことは，免疫系ではワクチンや脱感作療法などとして常識となっている．心臓でも，この生体の代償機転をうまく引き出す治療方法が，今後臨床現場で活用されてくるのではないだろうか？

●ポイント●
β_2 受容体のG蛋白カップリング
　正常時　：$G_s > G_i$
　心不全時：$G_s < G_i$
　CRT時　：$G_s > G_i$

文献

1. Chakir K, Depry C, Dimaano VL, et al. Galphas-biased beta2-adrenergic receptor signaling from restoring synchronous contraction in the failing heart. Sci Transl Med 2011; 3: 100ra88.
2. Kirk JA, Chakir K, Lee KH, et al. Pacemaker-induced transient asynchrony suppresses heart failure progression. Sci Transl Med 2015; 7: 319ra207.

4 心不全におけるトルバプタンの使用

症　例

　68歳，男性。約35年前から心房中隔欠損を指摘されていたが，放置していた。14年前の10月に労作性の呼吸苦が出現し，心不全増悪との診断で他院に入院した。11年前の1月，心房中隔欠損閉鎖＋三尖弁輪形成術を施行された。その後外来で心不全加療されていたが，その翌年から心不全増悪を繰り返すようになり，本年6月，心不全加療目的に当院に紹介，入院となった。

　入院時，血圧98/68 mmHg，結膜黄染，肺野にラ音を聴取せず。腹部膨満あり，腹水貯留を認めた。下腿浮腫あり。胸部X線写真では，CTR 57％と心陰影拡大あり，肺うっ血は認めず。心電図は，心房細動，右軸偏位，完全右脚ブロック。血液生化学的検査は，WBC 5,500/μl，RBC 364×10^4/μl，Hb 12.9 g/dl，PLT 18.6×10^4/μl，BUN 38.2 mg/dl，Cr 1.01 mg/dl，Na 141 mEq/L，K 4.0 mEq/L，Cl 104 mEq/L，GOT 21 IU/L，GPT 11 IU/L，LDH 165 IU/L，T-Bil 2.6 mg/dl，CK 37 IU/L，CRP 0.55 mg/dl，BNP 664 pg/ml。CTでは，肝臓の辺縁は凸凹しており，左葉はいくぶん腫大。腹水を伴っていた。下大静脈は著明に拡大。心エコー検査では，左室壁運動はびまん性に軽度低下しており，LVEF 47％。中等度の僧帽弁逆流を伴っていた。右室は著明に拡大しており，重度の三尖弁逆流を伴っていた。心房中隔欠損に対して閉鎖術を行ったものの，残存する三尖弁逆流により右心不全が残存していると考えた。

　前医より多量のループ利尿薬が投与されていたが，それでも心不全増悪を繰り返していたことから，トルバプタン（サムスカ®）を投与開始した。3.75 mgで開始したが反応に乏しかったため，第3病日から7.5 mgに増量。その結果，体重は徐々に減少し，腹部膨満感と下腿浮腫も消失した。血液検査でもT-Bilが1.5 mg/dlまで低下した。うっ血肝が改善したところで退院となった（図10）。

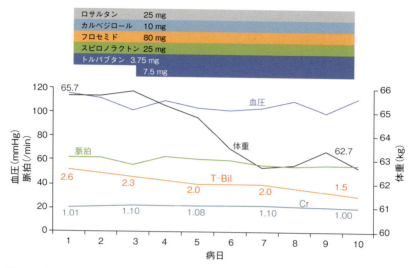

図10　臨床経過

病態生理から治療をどう考えるのか？

1）治療方針に至るプロセス

　本症例は慢性心不全の増悪による入院である。入院時に腹水貯留・下腿浮腫を認めることから，容量負荷があると診断される。容量負荷の診断には，心エコー・CT・MRI などの画像所見と中心静脈圧測定も使われる。

　次の3つが容量負荷の所見とされている。

　①右室拡大

　②下大静脈径拡大（＞15 mm）

　③中心静脈圧上昇（＞12 mmH₂O）

　本症例では，右室と下大静脈の著明な拡大があることからも容量負荷が重症であることが示唆され，したがって利尿薬が選択されている。心不全の利尿薬というと，なんといっても第1選択はループ利尿薬だろう。前医でも多量のループ利尿薬が投与されているが，それにもかかわらず心不全の増悪が続いている。

　最近，低ナトリウム血症を起こさない新たな利尿薬としてバソプレッシン V₂ 受容体阻害薬トルバプタンが使用可能となっている。トルバプタンの使用にあたっては，次の2つが条件となる。

　①従来の利尿薬で効果が不十分な場合

　②低ナトリウム血症により従来の利尿薬を増量ができない場合

　本症例は，Na 141 mEq/L で②の低ナトリウム血症は満たさないが，従来の利

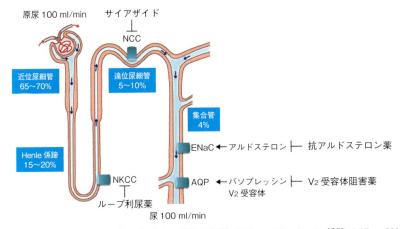

図11 利尿薬の作用部位。水分は，近位尿細管で65〜70%，Henle係蹄で15〜20%，遠位尿細管で5〜10%，集合管で4%再吸収され，1%だけが尿として排泄される。NKCC：Na/K/Cl共輸送体，NCC：Na/Cl共輸送体，ENaC：上皮型Naチャネル，AQP：アクアポリン（水チャネル）。

尿薬では効果が不十分という①の条件を満たすことで，トルバプタンの併用に踏み切られている。トルバプタン3.75 mgでは効果がみられなかったので，第3病日から7.5 mgに増量し，体重の減少とT-Bilの低下を認めている。血清Cr値の上昇を認めないことも特記すべき事項だろう。

2) トルバプタンの作用機序

　トルバプタンの作用機序を理解するためには，腎臓における水再吸収のメカニズムを知ることを避けては通れない。腎臓の糸球体では，毎分100 mlの原尿が濾過される。1日にすると約150 Lである。これが全部尿となって出たら，1日何回トイレに行かなくてはならないだろう？ 実はこのほとんど（99%）が再吸収されて，たった1%（1〜1.5 L/日）だけが尿として排泄される。この大量の水再吸収であるが，そのかなりの部分がNaを再吸収することで間接的に行われるということが重要なポイントである。

　従来の利尿薬は，Naを再吸収するのに使われるイオントランスポーターやイオンチャネルを阻害することで，間接的に水の再吸収を阻害し利尿効果をもたらしている（図11）。これを「ナトリウム利尿」と呼ぶ。これには例外があって，集合管の遠位側だけは，バソプレッシンが水チャネルを細胞膜に発現させることで，Naの再吸収とは無関係に水を直接再吸収する。これを「水利尿」と呼ぶ。

> ●ポイント●
> 利尿薬
> 　通常の利尿薬 ⇒ ナトリウム利尿
> 　トルバプタン ⇒ 水利尿

　トルバプタンは，バソプレッシンのV₂受容体をブロックすることで，Na再吸収に影響することなく水の再吸収をブロックし，利尿効果を発揮する（図11）。これが，「トルバプタンは低ナトリウム血症をきたさない利尿薬」というふれこみにつながる理由である。

3) トルバプタン使用上の注意点

　トルバプタンには使用上の注意点がいくつかあり，以下の原則を守って投与する必要がある。
　①他の利尿薬と併用する
　②入院下で投与を開始・再開する
　③血清Na値をモニターする
　バソプレッシンは，体内の浸透圧の調整に働くホルモンである。視床下部に浸透圧のセンサーがあって，そこで「浸透圧が高い」と認識されると下垂体後葉にシグナルが送られ，バソプレッシンが分泌される。この「浸透圧調節」というヒトにとって極めて重要なパスウェイの一部に介入するので，その副作用は重篤となる可能性がある。

> ●ポイント●
> トルバプタン
> 　浸透圧調整という極めて重要なパスウェイに介入
> 　⇒ 副作用が重篤となるので，十分な注意（＝モニター）が必要

　副作用としては，浸透圧を上げるので約30％で口渇がみられる。十分な利尿がついたら，飲水制限は軽減する必要がある。患者本人の浸透圧感知能力に依存するわけである。また，高ナトリウム血症により意識障害や橋中心髄鞘崩壊症をきたすことがある。投与前・投与後4〜6時間・投与後8〜12時間に血清Na値をチェックして，160 mEqを超えたら5％グルコースなどによる補正が必要である。トルバプタンは，日本以外では低ナトリウム血症を伴う心不全のみに使用が認められている。普通の心不全で使用が認められているのは日本だけであり，これを念頭に入れて慎重に使うようにしたい。

ただし，フロセミドは腎機能を低下させることが知られているが，トルバプタンは腎機能を低下させないことが示唆されている．実際本症例でも，トルバプタン開始後に血清 Cr の上昇は認められていない（図10）．フロセミドの増量で心機能は改善したが，腎機能が低下し，仕方なくフロセミドを減量すると心機能が悪化する，というイタチごっこのようなケースは誰しも経験することではないだろうか？ 将来的には，このような症例に対してトルバプタンの併用のバリアが下がり，腎機能悪化の心配なく利尿薬を使うことができる時代が来るかもしれない．

[➡「そうだったのか！ 臨床に役立つ循環薬理学」Part Ⅰ-E-1「利尿薬」もご参照ください]

5 利尿薬で生じる低カリウム血症と高カリウム血症

症 例

　69歳，女性。3年前の9月中旬から感冒様症状あり。本年9月20日頃から息苦しくて眠れないため，24日に当院受診。胸部X線写真で心陰影の拡大と肺うっ血所見があり，うっ血性心不全の診断で入院となった。既往歴は特記すべき事項なし。

　入院時，血圧120/80 mmHg，脈拍96/min。頸静脈の怒張と下腿浮腫を認めた。過剰心音・心雑音なし。両側下肺野に湿性ラ音を聴取した。胸部X線写真では，CTR 68%と心陰影拡大，肺うっ血所見あり。両側に胸水が貯留していた（図12左）。心電図は，心房細動で，poor R progression，$V_1 \sim V_4$に陰性T波を認めた。血液生化学的検査では，WBC 7,400/μl，RBC 470×10^4/μl，Hb 15.1 g/dl，PLT 22.5×10^4/μl，BUN 16.6 mg/dl，Cr 0.81 mg/dl，Na 144 mEq/L，K 3.6 mEq/L，Cl 109 mEq/L，GOT 53 IU/L，GPT 75 IU/L，LDH 263 IU/L，T-Bil 1.1 mg/dl，CK 102 IU/L，CRP 0.46 mg/dl，BS 171 mg/dl，HbA1c 6.0%，BNP 1146 pg/ml。心エコー検査では，左室は全周性に壁運動が低下しており，EFは25%と低下していた。中等度の僧帽弁閉鎖不全も伴っていた。CS2，Nohria-Stevenson分類でwarm & wetの急性心不全と診断。

　フロセミドとニトログリセリンの静注を開始し，速やかに利尿が得られたが，血清K値は第2病日には2.9 mEq/Lへと低下した。抗アルドステロン薬エプレレノンを追加したところ，徐々に血清K値が上昇し第12病日には5.4 mEq/Lと

第1病日　　　　　　第16病日

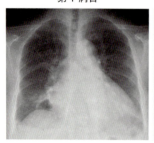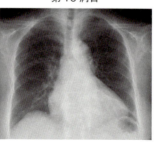

図12　胸部X線写真

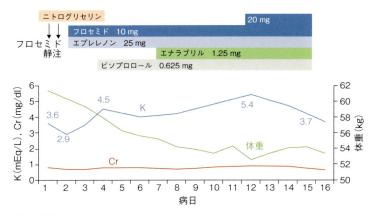

図 13　治療経過

高値となった．体重の減少も少なくなってきたので，フロセミドを 10 mg から 20 mg に増量し，血清 K 値は 3.7 mEq/L と適正化された（図 13）．

病態生理から治療をどう考えるのか？

1）治療方針に至るプロセス

収縮期血圧 120 mmHg の急性心不全であり，CS2，うっ血所見は認めるが，脈圧/収縮期血圧 = 50% など低灌流所見は認めないことから，Nohria-Stevenson 分類は warm & wet と考えられる．CS2 は，血管拡張薬と，全身体液貯留がある場合は利尿薬による治療が原則である．Nohria-Stevenson 分類 warm & wet であり，また頸静脈の怒張などもあることから全身体液貯留ありと診断され，血管拡張薬（ニトログリセリン）に加えて利尿薬（フロセミド）が併用されている．

血管拡張薬はニトログリセリンが使用されているが，心不全で LVEF も 25% と低下していることから，後負荷の上昇が関与している可能性も考えられる．ニトログリセリンに比べて後負荷軽減作用が強いとされているカルペリチド（ハンプ®）の選択を視野に入れてもよかったかもしれない．

フロセミドは K 排泄性の利尿薬で，ときとして低カリウム血症をきたすことがある．本症例でも低カリウム血症をきたし，カリウム保持性利尿薬の抗アルドステロン薬と併用することで血清 K 値が適正化されている．

2）フロセミドが K 排泄性，抗アルドステロン薬が K 保持性である機序

フロセミドが K 排泄性利尿薬，抗アルドステロン薬が K 保持性利尿薬である

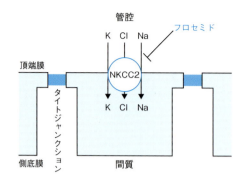

図14 Henle係蹄でのNaの再吸収

ことはよく知られているが，その機序はどうなっているのだろうか？ それは，Henle係蹄と集合管におけるNa再吸収のメカニズムの違いに原因がある。

1. Henle係蹄におけるNa再吸収

PartⅠ-4「心不全におけるトルバプタンの使用」で説明したように，集合管遠位部のバソプレッシンにより制御される水再吸収以外は，Naを再吸収することにより間接的に水を再吸収している。尿細管・集合管は上皮細胞で構成されており，上皮細胞は管腔側の細胞膜（管腔膜）とそれ以外の細胞膜（基底膜）で局在する細胞膜蛋白が異なり，これによって一方向性のイオン輸送が達成される。

Henle係蹄でNa再吸収を行うのは，NKCC2と呼ばれるイオントランスポーターで（図14），NKCC2とはNa/K/Cl co-transporter 2の頭文字をとったものである。NKCC2は管腔膜に局在し，管腔から上皮細胞内へ1分子のNa，1分子のK，2分子のClを同じ方向に輸送する。すなわち，Henle係蹄ではNaとKは同じ方向に動くのである。フロセミドでNKCC2をブロックすると，管腔から細胞質へのNaの取り込みが抑制されるが，Kの取り込みも抑制されるために，体内へのNa・K再吸収が両方とも抑制され，低ナトリウム血症・低カリウム血症をきたすリスクがある。

2. 集合管におけるNa再吸収

集合管におけるNa再吸収は，管腔膜に局在する上皮型Naチャネル*epithelial Na channel*（*ENaC*）と呼ばれるNaチャネルで行われる（図15）。ENaCを介して管腔から細胞内に取り込まれたNaは，基底膜に局在するNa/Kポンプによって間質に輸送され，これと交換にKが間質から細胞質に取り込まれる。細胞質に取り込まれたKは，管腔膜に存在するROMKと呼ばれるKチャネルによって管腔に放出される。すなわち，集合管ではNaの再吸収がKの排泄とカップル

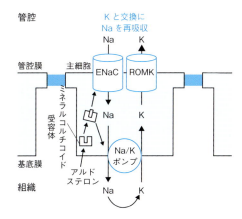

図15　集合管でのNaの再吸収

して行われ，NaとKは逆方向に動くのである．したがって，抗アルドステロン薬でNa再吸収を抑制すると，これとカップルしているK排泄も抑制されるので，体内にKは維持されるため「カリウム保持性利尿薬」といわれる．

　ちなみに，フロセミドでHenle係蹄でのNa再吸収を抑制すると，集合管へのNa負荷は増えるため，集合管だけに限るとNaの再吸収が増える．これとカップルするK排泄も増えるので，フロセミドを使うとHenle係蹄におけるK排泄に加えて集合管におけるK排泄も起こるので，ダブルパンチで低カリウム血症が起こりやすくなる．

●ポイント●
Henle係蹄　⇒ NaとKは同じ方向に移動
集合管　　　⇒ NaとKは反対方向に移動

3）抗アルドステロン薬が集合管のNa再吸収を抑制するメカニズム

　集合管のNa再吸収のメカニズムが理解できたところで，ついでに抗アルドステロン薬がNa再吸収を抑制する機序を勉強してみよう．これを理解するためには，まずアルドステロンの作用機序を理解する必要がある．

　アルドステロンは，別名ミネラルコルチコイドとも呼ばれ，副腎皮質で合成・分泌されるステロイドホルモンである．アルドステロンに限らず，ステロイドホルモンの一般的な作用機構は，細胞質内にある受容体に結合し，核内に移行して標的となる遺伝子のプロモーター領域に結合，遺伝子の転写を活性化するものである．アルドステロンの受容体は，ミネラルコルチコイド受容体と呼ばれる．集合管でアルドステロン／ミネラルコルチコイド受容体の主要な標的となる遺伝子

は2つ，ENaCとNa/Kポンプである。すなわち，腎集合管におけるアルドステロンの作用は，Naの再吸収とKの排泄を行うことなのである。抗アルドステロン薬はミネラルコルチコイド受容体へのアルドステロン（ミネラルコルチコイド）の結合を阻害するので，ENaCとNa/Kポンプの転写を抑制し，Naの再吸収とKの排泄を抑制する。

　ここで余談となるが，副腎皮質でアルドステロン（ミネラルコルチコイド）の合成と分泌を誘導する刺激は何だろう？　これには2つあって，アンジオテンシンⅡと細胞外Kである。心機能が低下し血圧が低下すると，アンジオテンシンⅡが分泌され，アルドステロンが分泌されて腎集合管でのNa再吸収が起こり心機能を改善しようとする。また，細胞外のK濃度が高くなると，アルドステロンが分泌され，腎集合管でのK排泄を促進する。すなわち，副腎皮質−腎集合管軸は，NaとKという電解質の調節をするシステムであり，このホルモンがミネラル（＝電解質）コルチコイドと呼ばれるのも合点がいく。

●ポイント●
利尿薬の電解質に対する作用
①ループ利尿薬/サイアザイド　⇒Na低下，K低下
②抗アルドステロン薬　　　　　⇒Na低下，K上昇
③V_2受容体遮断薬　　　　　　⇒Na上昇

［➡「そうだったのか！　臨床に役立つ循環薬理学」Part Ⅰ-E-1「利尿薬」もご参照ください］

◉メモ２◉　ループ利尿薬とアミノグリコシド系抗菌薬の飲み合わせ

　アミノグリコシド系抗菌薬では，副作用として難聴・耳鳴り・めまいなどの内耳障害が起こりやすいことが知られている。アミノグリコシド系抗菌薬とループ利尿薬を併用すると，この内耳障害が起こる頻度が高くなるため，併用を避けることが推奨されている。

　これは，腎臓と内耳に存在するトランスポーターが似ているためである。内耳には「内リンパ」と呼ばれる液体が存在し，この量を調節するために腎臓と類似のトランスポーターが存在する。内リンパの液量が増加しても，減少しても，内耳障害の原因となる。ループ利尿薬は内リンパ液量に影響を与えるので，アミノグリコシド系抗菌薬による内耳障害を起こりやすくする。読者もご存知のメニエール病も内リンパ液が増加することによって起こる疾患で，その治療に利尿薬が使われる。この場合，ループ利尿薬よりも強力に近位尿細管に作用する炭酸脱水素酵素抑制薬（ダイアモックス®）や浸透圧利尿薬（イソバイド®，メニレット®）が使われる。

6 フロセミドによる高尿酸血症

症　例

　76歳，男性。5年前の12月はじめより動悸・息切れを自覚。労作時に息切れを感じ，なかなか体がいうことをきかなかった。本年12月に当院受診，うっ血性心不全の診断で入院となった。既往歴は特になし。

　入院時，血圧 120/80 mmHg，脈拍 115/min。頸静脈怒張，下腿浮腫。胸部X線写真（図16）は，CTR 56％と心陰影拡大，肺うっ血所見あり。胸水貯留。心電図は心房粗動。血液生化学的検査では，WBC 4,000/μl，RBC 386×10^4/μl，Hb 12.9 g/dl，PLT 17.3×10^4/μl，BUN 17.3 mg/dl，Cr 0.93 mg/dl，UA 6.0 mg/dl，Na 141 mEq/L，K 3.7 mEq/L，Cl 108 mEq/L，GOT 40 IU/L，GPT 51 IU/L，LDH 176 IU/L，CK 62 IU/L，CRP 0.34 mg/dl，TG 72 mg/dl，T-chol 117 mg/dl，LDL-chol 68 mg/dl，HDL-chol 42 mg/dl，LDL-chol/HDL-chol 1.62，BNP 206 pg/ml。心エコー検査では，左室壁運動は正常で，EF 66％。有意な弁膜症は認めなかった。CS2，Nohria-Stevenson分類 warm & wet の急性心不全と診断。

　フロセミドの静注を開始した。20 mgを4回，合計80 mg静注したところ，自覚症状は改善，肺うっ血は消失した。その後はフロセミド 20 mg 経口を維持量とした（図17）。体重は62 kgから退院時には59 kgまで低下した。心房粗動は心不全加療中に自然に洞調律に回復した。Crは 0.93 mg/dl から退院時には

第1病日　　　　第10病日

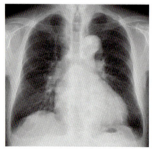 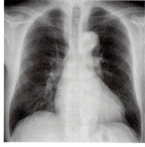

図16　胸部X線写真

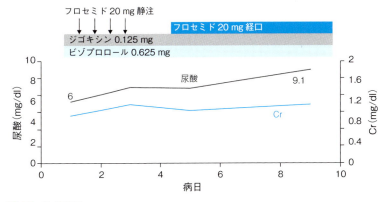

図17　治療経過

1.15 mg/dl に軽度上昇，尿酸は 6.0 mg/dl から第 9 病日には 9.1 mg/dl まで上昇したが，ベンズブロマロン（ユリノーム®）とクエン酸 K クエン酸 Na 配合（ウラリット-U®）により治療を行い，尿酸値は適正化している．

病態生理から治療をどう考えるのか？

1）治療方針に至るプロセス

　収縮期血圧 120 mmHg より，CS2 となる．頸静脈怒張，下腿浮腫，胸部 X 線では肺うっ血・胸水を認め，Nohria-Stevenson 分類 warm & wet であることからうっ血が主体と考えて，利尿薬フロセミドだけで治療し，血管拡張薬は使っていない．フロセミド 80 mg の静注で症状が改善し，その後フロセミドの経口薬でコントロールされている．

　一方，治療前は 6.0 mg/dl だった尿酸が 9.1 mg/dl となっている．利尿薬による副作用である尿酸値上昇は腎尿細管における尿酸再吸収の障害と考えられるので（後述），尿酸排泄薬のベンズブロマロンと酸性尿改善薬クエン酸 K クエン酸 Na 配合による治療を行っている．

2）尿酸代謝は霊長類になってから腎代謝になった！

　なぜフロセミドが尿酸値上昇をもたらすかを説明する前に，尿酸代謝の進化について興味深い話を紹介する．尿酸はもともと肝臓にある尿酸酸化酵素（ウリカーゼ）と呼ばれる酵素によりアラントインに代謝されていた．つまり，尿酸はもともと肝代謝だったのである．この尿酸酸化酵素が，霊長類のヒト上科から遺伝子変異により活性を失った．霊長類のヒト上科と言われても何がなんだかわか

らないと思うが，テナガザル・オランウータン・チンパンジー・ゴリラ・ヒトなどが含まれる霊長類の科目である．

なぜ今までもっていた酵素がここで失活したのか，正確に答えるのは難しいのかもしれない．状況証拠から現在提唱されている考えは，尿酸の抗酸化作用説である．尿酸には活性酸素のスカベンジャーとしての作用がある．この抗酸化作用は生体内の物質としては最も強く，ビタミンＣよりも強力である．霊長類の登場までは，哺乳類は地上で生活していた．地上には，ライオンやトラなど恐ろしい天敵がいるため，活動は夜間に行っていた．ところが霊長類から木に登ることを覚え，天敵を心配することがなくなったので昼行性になった．そのため，紫外線をたくさん浴び，活性酸素をたくさん作るようになったので，抗酸化作用をもつ尿酸を分解する酵素（尿酸酸化酵素）が失活したとされている．実は，これと時期を同じくして，ビタミンＣを合成する酵素も失活している．ビタミンＣも抗酸化作用をもつので，なぜこれを合成する酵素が失活してしまったのかは疑問であるが，尿酸酸化酵素の失活はこれを補完するためではないかとの説も提唱されている．

いずれにしても，霊長類ヒト上科から尿酸は肝代謝ができなくなり，腎代謝となったのである．腎糸球体で濾過された尿酸の90％が，尿細管の尿酸トランスポーターで再吸収される．尿酸は，核酸のプリンの分解産物で，いわば老廃物である．老廃物を再吸収するのは不思議な話であるが，これも尿酸に抗酸化作用という重要な作用があることの証なのかもしれない．酸化は加齢の重要な要因であり，Alzheimer病などの原因にもなる．Alzheimer病患者には尿酸が極端に低い人がいることも知られている．また逆に，尿酸は高すぎると痛風などを生じて有害であるが，一定程度は必要なのかもしれない．

3) フロセミドが尿酸値を上昇させるメカニズム！

それでは，フロセミドはどうして尿酸値を上昇させるのだろう？　これを考えるにあたって，まず腎臓における酸-塩基調節機構から説明する．

代謝性アルカローシス，代謝性アシドーシスというのは聞いたことがあるだろう．あれを決めるシステムである．腎集合管では，アルドステロンにより制御を受けるNaとKの交換が行われる．これを行う集合管の細胞を「主細胞」という．集合管には，主細胞のほかに「介在細胞」と呼ばれる細胞がある．介在細胞には頂端膜にプロトンポンプが発現しており，細胞内から集合管腔にプロトンを分泌することにより酸-塩基調節が行われる（図18）．このプロトンポンプ活性を刺激するのが，集合管へのNa負荷量である．

集合管へのNa負荷量が増えると，尿中へのプロトン分泌が増えて尿は酸性となり，体内はアルカリ性，すなわち代謝性アルカローシスとなる．一方，集合管

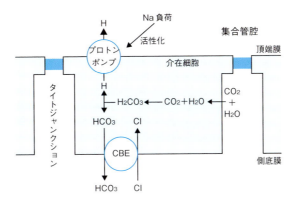

図18　集合管における酸-塩基調節機構。CBE：chloride-bicarbonate exchanger（塩素イオン-炭酸水素イオン交換輸送体）。

へのNa負荷量が減ると尿はアルカリ性となり，体内は酸性，すなわち代謝性アシドーシスとなるのである。

　フロセミドを投与すると，Henle係蹄でのNa再吸収が抑制されるため，集合管へのNa負荷量は逆に増え，介在細胞のプロトンポンプが活性化されるため尿は酸性に傾く。尿酸は，その名前からわかるように酸性の溶液には溶けにくく，アルカリ性の溶液にはよく溶ける。尿が酸性となって尿中に溶けきらなかった尿酸は，尿酸トランスポーターを介して再吸収されるため，高尿酸血症となるのである。

4）高尿酸血症の治療

　高尿酸血症の治療には，大きく分けて尿酸合成阻害薬と尿酸排泄薬が用いられる。フロセミドによる高尿酸血症は，上記の説明のように腎臓での尿酸再吸収の増加が原因なので，尿酸のトランスポーターの阻害薬であるベンズブロマロンが用いられる。ただし，尿酸の再吸収を阻害すると酸性の尿には尿酸が溶けず，尿酸結石の原因となってしまう。そこで，クエン酸K クエン酸Na配合により尿の酸性を改善する薬物を併用する必要がある。

　利尿薬を使い，これにより生じる高尿酸血症を予防するためにさらに2つの薬を併用する，すなわち1つの病態の治療のために3つの薬を使わなくてはいけないというのは，なかなか躊躇されるところである。尿酸トランスポーターの阻害薬と酸性尿改善薬の配合剤は世に出ないものだろうか？

◉ポイント◉
ループ利尿薬により高尿酸血症が起こるメカニズム
　Henle係蹄におけるNa再吸収抑制
　　⇒ 集合管へのNa負荷増加
　　　⇒ 集合管介在細胞でのH分泌増加
　　　　⇒ 尿酸性化
　　　　　⇒ 尿酸の尿中への可溶性低下
　　　　　　⇒ 尿酸の再吸収増加
　　　　　　　⇒ 高尿酸血症

7 肺水腫に対する利尿薬治療

症　例

　75歳，男性。7年前の1月の朝突然，胸痛と息苦しさを自覚し，救急車を要請，当院に搬送された。既往歴として，高血圧・糖尿病・狭心症の診断で他院にて薬物療法を受けている。

　入院時，血圧 150/80 mmHg，SpO_2 90%（O_2 リザーバ 10 L）。肺野全体に湿性ラ音を聴取。末梢冷感あり。血液生化学的検査は，WBC 16,400/μl，RBC 504×10^4/μl，Hb 15.4 g/dl，PLT 20.1×10^4/μl，BUN 10.2 mg/dl，Cr 0.58 mg/dl，Na 141 mEq/L，K 3.7 mEq/L，Cl 105 mEq/L，GOT 26 IU/L，GPT 13 IU/L，LDH 229 IU/L，CK 148 IU/L，CK-MB 16 IU/L，CRP 0.6 mg/dl，TG 102 mg/dl，T-chol 138 mg/dl，LDL-chol 90 mg/dl，HDL-chol 32 mg/dl，LDL-chol/HDL-chol 2.81，BS 168 mg/dl，HbA1c 5.9%。X線写真では，CTR 57%と心陰影拡大，両側肺うっ血著明。心電図は，洞性頻脈，左脚ブロック。心エコー検査では，左室は全周性に壁運動が低下しており，心尖部は瘤になっていた。LVEFは25%と著明に低下しており，虚血性心筋症によるうっ血性心不全と診断，CS1，Nohria-Stevenson 分類で wet & cold と判断した。

　気管挿管のうえ人工呼吸器管理とした。血管拡張薬としてニコランジル 2 mg/h を投与開始，ドパミン 3γ，カルペリチド 0.025γ を持続静注し，利尿薬を単回投与して心不全を改善させた。第4病日には人工呼吸器から離脱，第6病日にはドパミン・カルペリチドから離脱でき，その後はフロセミド 80 mg/日＋スピロノラクトン 50 mg/日で利尿が得られた。そのほか，ACE阻害薬やβ遮断薬を導入。心不全が改善した第40病日にフロセミドを 40 mg/日に減量した。

　第41病日に脈拍数が増加し，胸部X線写真上肺うっ血が増強した（図19）。第42病日には再度息苦しくなり泡沫状の喀痰を排出したため，肺水腫が再燃したと考え，再度気管挿管のうえ人工呼吸器管理となった。ドパミン 3γ を持続静注し，利尿薬を単回投与して心不全を改善させ，第50病日に人工呼吸器管理から離脱できた。

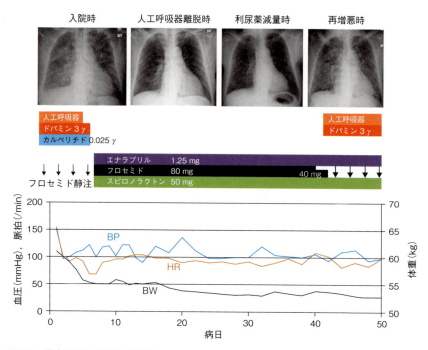

図19 臨床経過と胸部X線写真

病態生理から治療をどう考えるのか？

1) 治療経過

　収縮期血圧 150 mmHg と CS1 であることから血管拡張作用をもつカルペリチド，Nohria-Stevenson 分類が wet & cold であることから利尿薬とカテコラミンによる治療が行われ，心不全症状の改善を認めている．第40病日には肺水腫はほとんどみられなくなったことから，フロセミドを 80 mg から 40 mg に減量している．ところが，肺水腫が急速に増悪し，人工呼吸器・カテコラミン・フロセミド静注による治療の再開を余儀なくされた．なぜ肺水腫が再発したのか考えてみよう．

2) 肺胞-毛細血管バリアとその障害

　肺水腫のメカニズムは，「心不全では，左室拡張末期圧の上昇が起こり，引き続き起こる肺静脈圧上昇に伴い体液が肺胞腔へリークし，肺水腫が引き起こされる」と説明されていると思う．本症例では第40病日には左室拡張末期圧は下がっているはずなのに，利尿薬を減量したら肺水腫が急速に増悪している．利尿薬を

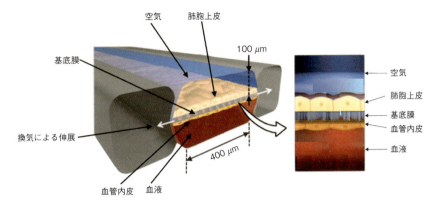

図20　肺胞-毛細血管バリア (Huh D, et al. A human disease model of drug toxicity-induced pulmonary edema in a lung-on-a-chip microdevice. Sci Transl Med 2012; 4: 159ra147. Reprinted with permission from AAAS)

減量したことによって，左室拡張末期圧が突然上がったのだろうか？　最近では，肺水腫の機序に肺胞の基底膜の構造的変化が関与することがわかってきている。

　肺胞の構造をちょっと見てみよう。肺胞は図20のように，基底膜を介して肺胞腔の上皮細胞と毛細血管の内皮細胞が接している[1]。この部位を「肺胞-毛細血管バリア alveolar-capillary barrier」と呼ぶ。

　チップ上にこの構造を再現する「in vitro の肺胞-毛細血管バリア標本」と呼ばれる技術がある。最近では，このような on chip organ を用いて薬効を調べ，創薬につなげるアプローチが注目されている。この on chip 肺胞-毛細血管バリアで IL-2 を投与すると，肺水腫が惹起される。この薬剤誘発性肺水腫モデルでは，血管内皮細胞が基底膜から解離し，血管内皮細胞バリア・肺胞上皮細胞バリアに孔が開くことがわかった。この孔を通って毛細血管内の血漿が肺胞腔にリークすることが，肺水腫の原因となる。血中からは，血漿だけでなくプロトロンビンやフィブリノーゲンなどの凝固関連因子も漏出するので，肺胞腔内で組織因子による凝固カスケードの活性化が起こり，フィブリン血栓が形成される。これがガス交換効率の低下に拍車をかけるのである。

3) 肺胞-毛細血管バリアにおける TRPV4 チャネルの役割

　それでは，どのようなメカニズムで肺胞-毛細血管バリアに孔が開くのだろうか？　もちろん，左室拡張末期圧，ひいては毛細血管内圧が上昇することが誘因なのだが，毛細血管内圧が上がるとどうして孔が開くのだろう？　これには，TRPV4 と呼ばれる TRP と呼ばれるファミリーに属するチャネルが関係する[2]。動物実験肺水腫モデルで，TRPV4 アゴニストを投与すると，基底膜からの血管

内皮細胞の解離が起こり，逆に TRPV4 アンタゴニストを投与するとこの解離が抑制される．また，肺の湿重量/乾重量を指標に肺水腫の程度を評価すると，TRPV4 アゴニストにより増強し，TRPV4 アンタゴニストにより軽減している．すなわち，TRPV4 チャネルが毛細血管内圧が上がることによる機械的刺激によって開口したものと考えられる．

いくら利尿薬で循環血液量を減らしても，また，いくら血管拡張薬で肺胞腔から拡張した血管への体液シフトが増えても，毛細血管と肺胞腔の間に孔が開いたままでスカスカだと体液の肺胞腔への漏出を防ぎきれないことは容易に想像がつく．もし，薬物，すなわち TRPV4 アンタゴニストによってこの孔の閉鎖を促進することができるようになれば，肺水腫の画期的な治療薬となることが期待される．

本症例では，第 40 病日には左室拡張末期圧は下がっていたが，肺胞-毛細血管バリアの孔がふさがっていなかったので，利尿薬を減量し左室拡張末期圧が少し上昇するだけで，肺水腫が増悪したものと考えられる．肺胞-毛細血管バリアの孔という構造的な変化が修復されるためには一定の時間が必要なのだろう．一定の時間とはどのくらいなのか，すなわち利尿薬・血管拡張薬の漸減のタイミングをどの程度と考えたらよいのかは，臨床家としては是非知りたい疑問であるが，残念ながらまだよくわかっていない．

> ●ポイント●
> 肺水腫が起こるとき
>   左室拡張末期圧上昇 ⇒ 肺胞-毛細血管に孔 ⇒ 肺水腫
> 利尿薬による肺水腫治療
>   利尿薬 ⇒ 左室拡張末期圧低下 ⇒ 肺水腫改善
>   利尿薬中止：孔が残存しているとき ⇒ 肺水腫再発
>   孔が閉鎖したとき ⇒ 肺水腫再発せず

文 献

1. Huh D, Leslie DC, Matthews BD, et al. A human disease model of drug toxicity-induced pulmonary edema in a lung-on-a-chip microdevice. Sci Transl Med 2012; 4: 159ra147.
2. Thorneloe KS, Cheung M, Bao W, et al. An orally active TRPV4 channel blocker prevents and resolves pulmonary edema induced by heart failure. Sci Transl Med 2012; 4: 159ra148.

8 高齢者のHFpEF

症　例

　81歳，女性。以前から健診で高血圧を指摘されていたが，放置していた。5年前に発作性心房細動を指摘されている。一昨年3月に肺炎を契機とした心不全増悪で入院歴があった。本年1月22日から呼吸困難と動悸が出現し，翌日に緊急入院となった。既往歴は，高血圧・甲状腺機能低下症であった。

　入院時，血圧182/80 mmHg，脈拍122/min，SpO_2 85%（酸素4 L/min 投与下），Levine Ⅲ/Ⅵの収縮期雑音，肺野に湿性ラ音を聴取した。胸部X線写真では，CTR 57%と心陰影拡大を認め，肺うっ血を伴っていた（図21）。心電図は，頻脈性心房細動，左脚ブロック（図22）。血液生化学的検査は，WBC 10,500/μl，RBC 366×10⁴/μl，Hb 11.1 g/dl，PLT 36.9×10⁴/μl，BUN 20.2 mg/dl，Cr 0.99 mg/dl，Na 131 mEq/L，K 4.5 mEq/L，Cl 96 mEq/L，GOT 17 IU/L，GPT 9 IU/L，LDH 211 IU/L，CK 67 IU/L，CRP 0.63 mg/dl，TG 131 mg/dl，T-chol 297 mg/dl，LDL-chol 174 mg/dl，HDL-chol 83 mg/dl，BS 104 mg/dl，HbA1c 6.1%，BNP 833 pg/ml。心エコー検査では，左室は求心性に肥大していたが，EFは52%と保たれていた。重度の機能性僧帽弁閉鎖不全を伴っていた（図23）。以上から，心不全の急性増悪と診断した。

　ASVを用いて呼吸状態を安定化し，カルペリチドで血管拡張を行った。脈拍

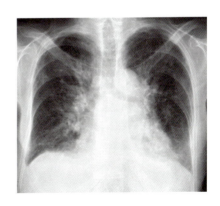

図21　胸部X線写真

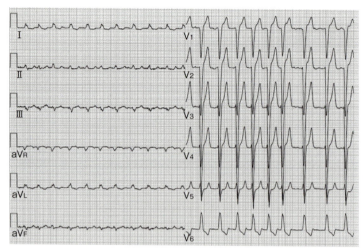

図22　心電図

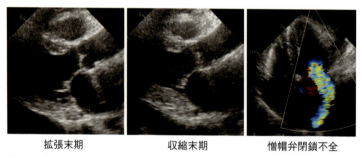

拡張末期　　　　　収縮末期　　　　　僧帽弁閉鎖不全

図23　心エコー

数120〜150/min台の頻脈性心房細動であり，ランジオロールを用いて脈拍をコントロールしながら，利尿薬で除水を行った．β遮断薬のみでは脈拍コントロールが困難であったため，2月2日からアミオダロンを持続静注した．心房細動のままであったが徐拍化でき，2月23日からは洞調律を維持した．しかし，心不全は遷延したままで，若干の容量負荷により容易に心不全が増悪した．その原因として，CLBBBに由来する機能性僧帽弁閉鎖不全と考えられたので，2月24日に心臓再同期療法を施行．その後，明らかに血行動態は改善され，利尿薬も減量可能となり，β遮断薬の漸増も行うことができた．リハビリを行った後，3月21日に軽快退院となった．

病態生理から治療をどう考えるのか？

1) 治療方針に至るプロセス

本症例は急激に悪化した慢性心不全の急性増悪例である。入院時収縮期血圧182 mmHgであることからCS1と判断され，Nohria-Stevenson分類はwarm & wetと考えられる。血管拡張薬カルペリチドで改善をみている。

2) HFpEFとは？

以前は，心不全は左室の収縮機能障害により生じる「収縮不全」と考えられていた。ところが，心不全症例の約30〜60%ではEFが保持されており，このようなケースは左室の拡張機能の障害を原因とするので，「拡張不全」と呼ばれるようになった。EFが低下した心不全でも拡張障害が存在するものがあることから，近年ではEFが低下した心不全（heart failure with reduced EF：HFrEF）とEFが正常の心不全（heart failure with preserved EF：HFpEF）に分類されるようになった。さらにHFrEFとHFpEFの間にHFmrEF（heart failure with mid-range EF）という概念を置く表3の分類も使われている。

説明のつかない運動時の呼吸困難（＝心不全の症状）を見たら，HFpEFを疑ってみる必要がある。拡張障害は，心エコー所見のE/A＜1，E/E'≧15がマーカーとなるが，どこでも心エコーがとれるわけではないので，追加クライテリアの左室肥大・左房負荷を心電図で見る癖をつけたい。ただし，HFpEFの原因がすべて拡張障害というわけでもないので，「HFpEF＝拡張障害」ということではない。「HFpEF≒拡張障害」と考えよう。

表3 心不全の新しい分類

クライテリア	HFrEF	HFmrEF	HFpEF
心不全症状	(＋)	(＋)	(＋)
EF	＜40%	40〜49%	≧50%
その他		1. BNP値上昇 2. 少なくとも1つの追加クライテリア 　a) 明らかな構造的心疾患（左室肥大，左房拡大） 　b) 拡張機能障害	

> ●ポイント●
>
> 心電図所見
> 　左房負荷：Ⅱ誘導　⇒　M字状P波（P波の幅＞0.2 sec）
> 　　　　　　V₁誘導　⇒　陰性部分の拡大（Morris指数＞0.04 mm/sec）
> 　左室肥大：電位基準（Sokolowの基準補正値）
> 　　　　　　$RV_5 + SV_1 \geqq 40$ mm
> 　　　　　　$R_I + S_{III} \geqq 20$ mm
> 　左軸偏位：ストレイン型の陰性T波

　ちなみに，本ケースはEFが52%と正常であることからHFpEFに分類される。心電図では心房細動でP波が見えず，左脚ブロックで心肥大の有無も判断できない。

　HFpEFは高齢の女性に多く，原因疾患として最も多いのは高血圧性心疾患である。また，心房細動の頻拍も誘因と考えられる。本症例は81歳，女性，以前から高血圧を指摘されており，加えて頻脈性心房細動もあることから，教科書的なEFpEFのケースといえる。ただし，HFpEFではHFrEFに比べてBNPは上がりにくいといわれており，20%程度で偽陰性が認められる。本例はBNP 833 pg/mlと立派に上昇しており，その点ではHFpEFに典型的とはいえない。

　それでは，なぜ女性でHFpEFが多いのかというと，理由はわからないが女性では心臓の求心性肥大が起こりやすく，男性では遠心性肥大が起こりやすいためとされている。

　次に，なぜHFpEFが高齢者に多いのかを考えてみよう。心臓も加齢とともに様々な変化が起こることが知られている。いわば「心臓の老化」である。心臓の老化の特徴は拡張障害であり，65歳以上の高齢者，すなわち前期高齢者以上における心臓の老化の特徴は，

- アミロイド沈着や線維化による拡張の障害
- 心筋の肥大
- 弁の変性による機能障害
- 刺激伝導系の変性による伝導障害

である。心臓の拡張障害が起こると，左室拡張末期圧が上昇する。拡張期には左房から左室に血液が流入するため，僧帽弁が開いている。そのため，上昇した左室拡張末期圧と同じだけの圧が左房にかかることになる。筋肉の厚い左室と筋肉の薄い左房に同じだけ圧がかかった場合，どちらにより大きな影響が表れるかというと，当然壁の薄い左房である。したがって，左房の拡張が起こる。左房の拡張は心房細動の発症と最も関係の深い検査所見の1つであることはよく知られて

いる。高齢者に心房細動が多いのは，このような心臓の老化による拡張障害が原因となる。

　拡張障害はまた，EF の低下を伴わないことが多いので，高齢者の心不全は HFpEF を呈することを特徴とする。65 歳以上，すなわち前期高齢者以上では約 20％ に HFpEF がみられるとされている。

3）HFpEF の治療

　HFpEF の治療は特別なことはなく，血管拡張薬に加えて必要に応じて利尿薬を用いる。ただ，HFpEF では高度の溢水を伴うことは少ないので，利尿薬を必要とすることは比較的少ない。また，心臓が硬くなっているので，心拍出量を保つためにある程度の充満圧が必要である。すなわち，Frank‒Starling 曲線で少し右にシフトさせる必要があるが，血管拡張薬で前負荷を下げると急激に血圧の低下や心拍出量の減少をきたすことがあるので，急激な血管拡張や利尿薬による除水は避ける必要がある。

　心房細動に伴う頻脈も HFpEF の誘因となることがあるので，心房細動の場合はレートコントロールが重要となる。レートコントロールの緩い基準（80 〜 100/min）ではなく，厳密なコントロール（＜ 80/min）を目指してもよいかもしれない。

4）機能的僧帽弁閉鎖不全

　本症例は，血管拡張薬カルペリチド，利尿薬，β 遮断薬（ランジオロール）とアミオダロンによるレートコントロールを行っているが，心不全のコントロールは不十分であった。本症例では，心臓の老化のもう 1 つの特徴の刺激伝導系の障害 CLBBB も伴っており，これが心臓非同期を生み出して心不全のコントロールを不良にしたと考えられる。そこで，CRT による治療を加えている。

　CLBBB では，心室の非同期に加えて機能的僧帽弁閉鎖不全の合併が心不全を悪くすることがある。CLBBB に伴う機能的僧帽弁閉鎖不全とは何だろう？ これを考えるためには，刺激伝導系の構造を理解する必要がある。左室への刺激伝導系は左脚が担当することは誰でも知っているだろう。左脚が最初に Purkinje 線維を出すのは中隔枝であり，心室中隔の左室側をまず興奮させる。次いで，乳頭筋に Purkinje 線維を出し，乳頭筋が興奮し，それから左室の自由壁を興奮させる。乳頭筋は僧帽弁と腱索でつながっている。先に乳頭筋が興奮することで，いざ左室自由壁が収縮して血液を大動脈に送り出そうとするとき，僧帽弁が反転し左房への逆流が起こらないようにしている。すなわち，乳頭筋の収縮は心室自由壁の収縮に先立って起こる必要がある。左脚ブロックがあると，左室自由壁よりも先に乳頭筋が収縮するという生来備わっている収縮の順番が狂ってしまう。

左室自由壁が収縮すると，乳頭筋がまだ収縮していないので僧帽弁の反転が起こり，血液が左房に逆戻りする．このため，左脚ブロックでは機能的な僧帽弁閉鎖不全が起こる．

残念ながら，CRTで心室を再同期させても，機能的僧帽弁閉鎖不全は改善するわけではない．

●ポイント●
心不全の分類
HFrEF ：EF < 40%
HFmrEF：EF 40 〜 49%
HFpEF ：EF ≧ 50%

9 心不全に伴う低栄養と心臓悪液質

症　例

　80歳，女性。高齢ではあるが，既往もなく元気であった。3年前に夫を亡くしてから，食事はスーパーの惣菜などで適当にすませていた。一昨年2月，健康診断ではじめて心房細動を指摘された。10月はじめより動悸・息切れが出現。様子をみていたが改善なく，10月10日に当院へ救急搬送された。既往歴なし。

　入院時，血圧 196/108 mmHg，脈拍 170/min。心雑音は聴取せず。BMIは 16.8 kg/m^2。血液生化学的検査は，WBC 11,700/μl，RBC 435×10^4/μl，Hb 12.9 g/dl，PLT 27.8×10^4/μl，BUN 20.9 mg/dl，Cr 0.6 mg/dl，Na 141 mEq/L，K 3.8 mEq/L，Cl 107 mEq/L，GOT 26 IU/L，GPT 39 IU/L，LDH 275 IU/L，CK 51 IU/L，CRP 0.57 mg/dl，TG 51 mg/dl，T－chol 200 mg/dl，LDL－chol 131 mg/dl，HDL－chol 50 mg/dl，BS 104 mg/dl，HbA1c 6.2％，BNP 602 pg/ml。胸部X線写真では，CTR 62％，肺うっ血あり。両側胸水軽度貯留（図24）。心電図では，心房細動（図25）。心エコー検査では，左室壁運動はびまん性にやや低下し，EFは48％。中等度の僧帽弁閉鎖不全を伴っていた。以上から，心房細動に伴ううっ血性心不全と診断した。

　ランジオロールを用いて脈拍をコントロールしながら，利尿薬を投与し，退院した。退院時の栄養評価（Geriatric Nutritional Risk Index：GNRI）は85％であった。退院後徐々に痩せが進行し，昨年6月の外来受診時にはGNRI 78％となり，BNP 483 pg/ml と心不全が悪化したため，娘さんと相談して，同居し食事や身

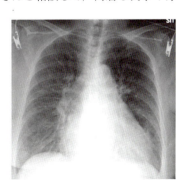

図24　胸部X線写真

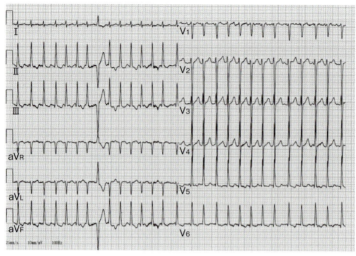

図 25　心電図

の回りの世話をしてもらうようになった．本年 6 月の外来では，GNRI は 89％ まで回復し，BNP も 179 pg/ml と心不全のコントロールも改善した．

病態生理から治療をどう考えるのか？

1）治療方針に至るプロセス

　入院時収縮期血圧が 196 mmHg であり，CS1 と判定された．Nohria-Stevenson 分類は warm & wet であり，心房細動のレートコントロールと利尿薬による治療が行われた．心不全の急性増悪がコントロールされ退院となったが，一人暮らしで栄養不足とともに心不全も徐々に悪化した．子供夫婦との同居を契機に栄養不足が改善し，これに伴って心不全の改善を認めた．

2）GNRI って何？

　栄養状態は BMI や GNRI で評価される．BMI は誰でも知っているだろうが，GNRI とは何だろう？ GNRI は，〔14.89×血清アルブミン（g/dl）〕＋41.7×〔現体重（kg）/標準体重（kg）〕で求めることができる．GNRI の値により

　　GNRI ≧ 98　　　　　　リスクなし群
　　92 ≦ GNRI ＜ 98　　　軽度リスク群
　　82 ≦ GNRI ＜ 92　　　中等度リスク群
　　GNRI ＜ 82　　　　　　重度リスク群

の 4 群に分けられる。本ケースは GNRI 85% で中等度リスク群に分類される。

3) 悪液質，サルコペニア，フレイル

　悪液質は「自然に起こる体重減少」と定義され，従来は「過去半年以内の 5%以上の体重減少」と定義されていたが，最新の定義では体重減少に加えて，
　①筋力の低下
　②全身倦怠感
　③食欲不振
　④低除脂肪量指数
　⑤生化学検査異常（CRP などの炎症所見の上昇，貧血，低アルブミン）
のうち 3 項目以上を認めること，とされている。

　悪液質とオーバーラップする概念として「サルコペニア sarcopenia」や「フレイル frailty」という概念が近年さかんに取りざたされる。

　サルコペニアは筋肉にポイントを絞った概念で，「加齢に伴って生じる骨格筋量と骨格筋力の低下」と定義される。診断基準としては，
　①筋肉量の低下
　②筋力の低下
　③身体能力の低下
の 3 項目のうち，①に加えて②と③のいずれかあるいは両方を満たすものとされる。診断基準のうち①だけを認めるものを「プレサルコペニア」，①に加えて②と③のいずれかを満たすものを「サルコペニア」，3 つとも満たすものを「重度サルコペニア」と分類する。

　フレイルは生理的機能にポイントを絞った概念で，「高齢期に様々な生理的予備能が低下することによりストレスへの耐性が低下し，健康障害が生じやすい状態」と定義され，健康と身体機能障害の中間的な段階とされる。診断基準としては，
　①体重減少
　②疲れやすい
　③身体活動量の低下
　④歩行速度低下
　⑤筋力低下
の 5 項目のうち 3 項目以上に該当するものとされる。

　悪液質・サルコペニア・フレイルにはいずれも診断基準項目のなかに「筋力低下」という同じ項目があり，類似しオーバーラップがある疾患と考えられる。体重減少に重点をおいた分類が悪液質，筋肉に重点をおいた分類がサルコペニア，身体機能に重点をおいた分類がフレイルであり，そのなかで心疾患に合併したも

のが心臓悪液質である。

4) 心不全と心臓悪液質

　米国で行われた全国調査では，入院患者の 0.41% が悪液質であり，原因として最も多いのが悪性腫瘍 (34%)，第 2 位が閉塞性肺疾患 (29%)，次いで心不全 (19%) となっている。すなわち，入院患者の 0.08% が心臓悪液質となる。

　心臓悪液質は独立した心不全予後規定因子とされている。心不全患者で心臓悪液質の患者は，そうでない患者の 2.94 倍の死亡率がある[1]。また，入院患者の死亡率は，高リスク群 11.1%，中等度リスク群 3.2%，低リスク群 2.8%，リスクなし群 0.0% という栄養士のデータもある。このように，低栄養は心不全の予後と密接な関係がある。

　心臓悪液質のメカニズムは，同化作用 *anabolism* が低下し，異化作用 *catabolism* が亢進するものであるが，これには多くの因子が関わり，少なくとも免疫系・代謝系・神経液性因子が関与するとされている。免疫系では，炎症惹起作用を有するサイトカイン，TNF-α，IL-1，IL-6 などの血中濃度が上昇していることが知られている。代謝系では，同化作用を有する成長ホルモン (GH)，インスリン様成長ホルモン 1 (IGF-1) などが減少し，異化作用のあるレプチンが上昇する。神経液性因子では，異化作用を刺激する交感神経の緊張が亢進する。交感神経の亢進はレニン-アンジオテンシン-アルドステロン系を活性化する。アンジオテンシン II は，酸化ストレスなど種々の経路で筋量の減少をもたらすことが知られている。

　このように，心臓悪液質は様々なメカニズムで，他臓器と相互作用することにより起こり，心不全の進展をもたらす。

5) 心臓悪液質の治療

　心臓悪液質の治療は，運動療法・食事療法・薬物療法からなる。薬物療法では，β 遮断薬と ACE 阻害薬が用いられる。運動療法は有酸素運動療法 *aerobic exercise training* (AET)，食事療法は 1 〜 1.5 g/kg のタンパク質摂取が推奨される。食事療法だけでは異化作用を抑制することはできないので有効ではないとされているが，運動療法や薬物療法と組み合わせると相乗効果があるといわれている。本症例では，子供夫婦と同居し食事の面倒をみてもらうようになってから GNRI が著しく改善し，それに伴い心不全も改善しているので，食事療法が相乗効果を示したと考えられる。

　心臓悪液質の食事療法では，心不全があることから，まず水分制限と塩分制限が表 4 を目安に行われる。欧米では心不全になると 4 g，重症の心不全では 2 g 以下の食塩制限が行われるが，日本では食欲を低下させてかえって心臓悪液質を

表4 水分・塩分制限

心不全	水分制限	塩分制限	
		初期目標	最終目標
軽症	行わず	10 g 以下	6 g 以下
中等症	1.0～1.2 L 以下	6～8 g	3～4 g
重症	1.0 L 以下	4～6 g	3 g 以下

悪化させかねないため,食欲が低下しない程度にとどめる。

エネルギー量は日常生活や運動による身体活動量にもよるので一概にはいえないが,20～30 kcal/標準体重/日を目安とする。

全身浮腫をきたすと,消化管の浮腫などにより消化吸収が低下する。さらに,肝浮腫に基づく肝機能低下により低アルブミン血症を引き起こすことがある。腎機能低下などがない場合には,タンパク質摂取量の目安は0.8～1.2 g/kg/日である。

心臓悪液質の患者では,微量栄養素・ビタミンの欠乏が多くみられる。適正な評価を行い,個々の患者に即した栄養補給を行う必要がある。

アルコールを摂取すると食欲が増進することもあるが,アルコールは水分そのものなので,一般的にはアルコール制限・禁酒を行う。純アルコールで30 ml 未満を目安とする。

●ポイント●
心臓悪液質の治療
　運動療法
　食事療法
　薬物療法（ACE 阻害薬/ARB,β遮断薬）

文　献

1. Anker SD, Ponikowski P, Varney S, et al. Wasting as independent risk factor for mortality in chronic heart failure. Lancet 1997; 349: 1050-3.

10 心不全と運動

症　例

　60歳，男性。20年前に僧帽弁閉鎖不全と頻脈性心房細動による心不全で近医に入院歴がある。その8年後には左室は著明に拡大し，EFが軽度低下していた。僧帽弁手術が勧められたが，同意が得られず，さらに2年後に心不全増悪で再度入院。その後，4年前の1月16日に心不全増悪で入院。入院時にはNohria-Stevenson分類 wet & coldの状態で，LVEFは20%。低心拍出が著明であったため，強心薬を併用して心不全を加療し始めたが，離脱に2カ月を要した。今回手術の同意が得られたので当院に紹介，6月4日転院となった。

　転院時，身長162.4 cm，体重37.9 kgとカヘキシー状態であった。血圧120/70 mmHg，脈拍100/min，Ⅲ音（＋）。Levine Ⅲ/Ⅵの収縮期雑音を聴取，肺野にラ音なし。血液生化学的検査は，WBC 2,600/μl，RBC 325×10^4/μl，Hb 10.6 g/dl，PLT 10.8×10^4/μl，BUN 32.4 mg/dl，Cr 1.37 mg/dl，Na 142 mEq/L，K 3.7 mEq/L，Cl 104 mEq/L，GOT 48 IU/L，GPT 28 IU/L，LDH 205 IU/L，CK 55 IU/L，CRP 0.02 mg/dl，TG 43 mg/dl，T-chol 159 mg/dl，LDL-chol 78 mg/dl，HDL-chol 43 mg/dl，BS 54 mg/dl，HbA1c 5.3%，BNP 267 pg/ml。胸部X線写真では，CTR 70%と心陰影拡大，肺うっ血はなし。心電図は，心房細動で，Ⅱ・Ⅲ・aV$_F$・V$_6$誘導で陰性T波を伴っていた。心エコー検査では，僧帽弁前尖A2～3領域が逸脱しており，同部位から重度の僧帽弁逆流が生じていた。左室拡張/収縮末期径は81/55 mmと著明に拡大しているが，EFは58%と保たれていた。心肺運動負荷試験では，最大酸素摂取量は10.5 ml/min/kgと高度に低下していた。転院時には心不全の状態は安定していたが，るい痩が著明で，栄養指標であるGNRIは79と著明に低下していた。

　運動耐容能も低下していたことから，心臓リハビリテーションを先行させ，6月18日に僧帽弁置換術と三尖弁輪形成術を施行した。術後にEFが20%まで低下し，1週間以上経過しても自己脈が出なかったので，6月28日に心臓再同期療法を施行した。その効果もあって，7月9日には左室拡張/収縮末期径は59/47 mm，EFは34%まで回復した。術後から有酸素運動レベルの運動療法（連続運動）を行っていた。7月23日の段階で，心肺運動負荷試験上，最大酸素摂取

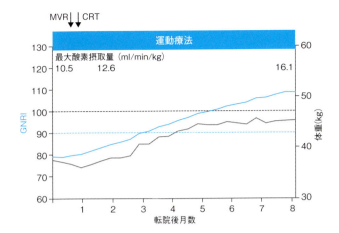

図26　治療経過

量は 12.6 ml/kg/min と上昇した．筋力増強のために低強度レジスタンストレーニングを追加．8月下旬に退院となったが，外来でもリハビリテーションは継続した．9月中頃には GNRI が 90 を上回り，栄養状態が正常化したと考えられる 100 を上回るようになったのは 11 月中旬であった．翌年2月の段階では，心肺運動負荷試験上，最大酸素摂取量は 16.1 ml/kg/min と改善した（図26）．

病態生理から治療をどう考えるのか？

1）治療方針に至るプロセス

　本症例は，収縮期血圧が 120 mmHg で CS2，Nohria-Stevenson 分類 wet & cold で，重度の僧帽弁閉鎖不全を認めるために僧帽弁置換術を行ったが，心不全の改善が不十分であるため心臓再同期療法を行っている．本症例は前章のケースと同様に心臓悪液質の状態である．心臓悪液質の治療の1つに運動療法がある．本症例では運動療法が行われ，これとともに心不全の改善を認めた．

2）心不全の有酸素運動治療

　心臓悪液質の運動療法では有酸素運動療法（AET）が中心となる．有酸素運動療法には，連続療法 aerobic continuous training（ACT）とインターバル療法 aerobic interval training（AIT）がある[1]．表5の上2カラムにそれぞれのプロトコールをまとめた．

　最適強度として RPE という指標が使われている．RPE（rate of perceived exertion）は有酸素運動の強度を示す主観的（自覚的）な指標であり，スウェーデン

表5 心不全の運動療法

トレーニング	指標	スタート	進捗	最適強度	頻度
aerobic continuous training（ACT）	最大酸素消費量（VO_2）	VO_2の40～50% 10～15分	VO_2を50→70→80% 持続時間を15→20→30分	RPE＜15 持続時間45～60分	週3～5回
aerobic interval training（AIT）	最大酸素消費量（VO_2）	VO_2の50% 高度10秒間 持続5～10分	高度10～30秒 VO_2 60～100% 持続15～30分	RPE＜15	週3回
resistance training	1-RM	1-RMの30% 5～10回	強度1-RMの30～50% 15～25回	1-RMの40～60% 8～15回	週2～3回

1-RM：1 repetition maximum，RPE：rate of perceived exertion。

表6 Borgスケール（自覚的運動強度）

スコア	自覚症状	スコア	自覚症状
20	（限界）	11	楽である
19	非常にきつい	10	
18		9	かなり楽である
17	かなりきつい	8	
16		7	非常に楽である
15	きつい	6	（安静時）
14			
13	ややきつい		
12			

人のGunnar Borgがつけたことから通称「Borgスケール」あるいは「Borgの指数」とも呼ばれる。10段階スケールと20段階スケールがあるが，表5では20段階スケールを使っている。20段階スケールを表6に示す。

　一見して，こんなラフな指標できちんと評価できるのかと感じるのは筆者だけだろうか？ スコアの最低が6で，朝起きた一番の安静時に相当し，最大が20で限界まで追い込んで体が最もきつい状態に相当する。このスコアの値は心拍数の約1/10に相当すると考えられる。したがって，RPE 6は心拍数が60/minに相当し，最も安静にしているときとなる。心不全の場合は，RPE 11～13が妥当と考えられており，軽く息がはずむ，あるいは軽く汗ばむ，などが客観的な指標となる。心不全の運動療法でも，RPEは15未満に抑えることとなっている。

　もう1つ，最大酸素消費量（VO_2）という指標も登場している。最大酸素消費

表7 年代別の最大酸素消費量の基準値

	20歳代	30歳代	40歳代	50歳代	60歳代
男性	40	38	37	34	33
女性	33	32	31	29	28

量とは,運動中に1分間に取り入れられる酸素の最大量である。運動の負荷を上げていくと,酸素消費量が徐々に増えていく。ところが,ある点を境に,それ以上運動の負荷を増やしても酸素消費量が増えなくなる。このときの酸素消費量が最大酸素消費量に相当する。主観的(自覚的)な指標であるBorgスケールに対して,最大酸素消費量は客観的(他覚的)な指標ということができる。正式には,マスクをして呼吸量・酸素・二酸化炭素を測定しながら,トレッドミルあるいは自転車エルゴメーターで運動負荷を増やしていって測定する。ただし,これでは呼吸器系や循環器系に問題を抱えている場合にそれらを悪化させてしまう危険があるので,様々な簡便な推定法が考案されている。その1つに,デンマークの研究グループにより考案されたUth-Sørensen-Overgaard-Pedersen推定法がある。Uth-Sørensen-Overgaard-Pedersen推定法では,最大心拍数と安静時心拍数から次の式で推定最大酸素消費量を求める:

$$VO_{2max} = 15 \times (最大心拍数/安静時心拍数)$$

最大心拍数は(220-年齢)で概算することができるので,自分の安静時心拍数がわかればVO_{2max}を知ることができる。最大酸素消費量は年齢とともに変化する(表7)。

マラソンなどの長距離ランナーやスキーのクロスカントリーなどの持久力を要するスポーツ選手は,最大酸素消費量が60〜80 ml/kg/minもあるといわれる。

3) レジスタンストレーニング

レジスタンストレーニングは,簡単に言うと筋トレのことである。以前は,心臓病の患者ではレジスタンストレーニングは避けるものと考えられていた。これは,腕立て伏せやダンベルなどの筋トレにより血圧を上昇させ,心臓の負担を増やすからである。しかし,最近は軽い筋トレ(これを「低強度レジスタンストレーニング」という)なら,心臓の負担を増やすことなく筋力をアップさせる効果があることがわかってきた。心臓悪液質の患者では,歩行などの有酸素運動だけでは筋力が回復せず悪液質から脱出できないので,低強度レジスタンストレーニングを併用することが効果的と考えられている。

筋力トレーニングの処方箋は,表5下段に示した。指標として1-RM(1 repetition maximum）というものが登場している。1-RM は筋力トレーニングにおける単回で最大の筋力のことで，1-RM の 30 〜 50% というと，ベンチプレスの可能な最大負荷が仮に 100 kg だとすると，負荷 30 〜 50 kg で行うことを意味する。

4）運動療法の効果

本症例では，治療前は最大酸素消費量 10.5 ml/kin/min と基準値の 32% しかなかった。運動療法により 12.6 ml/kg/min と改善しているが，運動療法開始前の 20% 増し程度にすぎない。そこで，レジスタンストレーニングを追加している。レジスタンストレーニングを追加することにより，最大酸素摂取量は 16.1 ml/kg/min と上昇し，基準値の 49% に達している。

運動療法を行うことによって，どのようなメリットが期待されるのだろう。最大酸素消費量の増大に加えて，心不全に関係することとしては，同一労作時の心不全症状の軽減，心不全増悪による入院の減少，生命予後の改善などが挙げられる。それ以外にも，心拍数の減少，冠動脈狭窄病変の進展抑制，交感神経緊張の低下など，様々なメリットが期待される。9つのランダム化比較試験のメタ解析である ExTRA-MaTCH の結果では，心不全患者の生存率のハザード比は，運動療法を行った群では行わなかった群に比べて 0.65，無事故生存率のハザード比は 0.72 と，いずれも 30 〜 50% の軽減を認めている。HF-ACTION のサブ解析では，運動療法で効果がみられる人の特徴として，女性であること，高用量の β 遮断薬が処方されていること，貧血がないこと，などが挙げられているが，基礎心疾患や心不全の重症度は関係する因子として抽出されていないので，特にこれらの特徴を有する場合は積極的に運動療法の実施が勧められる。

> ●ポイント●
> 心不全の運動療法
>   有酸素運動……RPE ＜ 15（軽く汗ばむ，息が上がる程度），40 〜 60 分，週 3 〜 5 回
>   低強度レジスタンストレーニング……1-RM の 40 〜 60%，8 〜 15 回，週 2 〜 3 回

文 献

1. Heidt T, Sager HB, Courties G, et al. Chronic variable stress activates hematopoietic stem cells. Nat Med 2014; 20: 754-8.

Part II

虚血性心疾患

1 不安定狭心症から心筋梗塞への移行

症　例

　84歳，男性。本年2月から労作時に胸痛が出現し，頻度が徐々に多くなってきたため3月11日に当院を受診。心電図上，$V_4 \sim V_5$でST低下を認め（図27左），造影CTで左前下行枝および右冠動脈の石灰化部に高度狭窄が疑われた（図27右中段の矢印および矢頭）。右冠動脈の石灰化病変の遠位部の血管壁は不整であった。狭心症と診断したが，高齢であったため，まずは抗血小板薬（アスピリン単剤），血管拡張薬で経過をみることとなった。3月13日の朝4時頃に胸痛を認めた。しばらくして軽快したため普段どおり仕事をしていたが不安になり，3月14日に当院を再び受診。心電図から急性心筋梗塞が疑われ，緊急入院となった。既往歴は特記すべき事項なし。冠危険因子は年齢のみ。

　血圧102/56 mmHg。過剰心音・心雑音は聴取しなかった。血液生化学的検査は，WBC 9,900/μl, RBC 340×10⁴/μl, Hb 10.9 g/dl, PLT 20.5×10⁴/μl, BUN

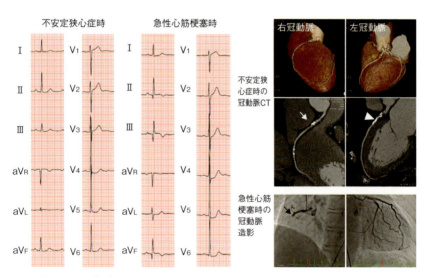

図27　心電図と冠動脈CT

24.0 mg/dl，Cr 0.77 mg/dl，Na 142 mEq/L，K 4.3 mEq/L，Cl 108 mEq/L，GOT 194 IU/L，GPT 68 IU/L，LDH 453 IU/L，CK 851 IU/L，CK-MB 43.5 ng/ml，CRP 1.45 mg/dl，TG 90 mg/dl，T-chol 207 mg/dl，LDL-chol 128 mg/dl，HDL-chol 62 mg/dl，LDL-chol/HDL-chol 2.06，BS 120 mg/dl，HbA1c 4.9％。胸部X線写真では，心陰影拡大なく，肺うっ血も認めなかった。心電図は，Ⅱ・Ⅲ・aV$_F$ で異常Q波とST上昇，Ⅰ・aV$_L$・V$_4$～V$_6$ でST低下（図27左）。心エコー検査では，下壁の壁運動は消失していた。急性心筋梗塞の診断と診断した。

緊急冠動脈造影を施行，冠動脈CTで高度狭窄を認めていた右冠動脈#1で完全閉塞となっており（図27右下段の矢印），引き続き同部位にステント留置を施行。術後の peak CK/CK-MB は 715（IU/L）/35.1（ng/ml）であった。その後の経過は順調であった。

病態生理から治療をどう考えるのか？

1) 治療方針に至るプロセス

本年2月に新規の狭心症を発症，発作頻度の増加から不安定狭心症と診断された。その時点で，抗血小板薬としてアスピリン（バイアスピリン®）単独，および血管拡張薬による薬物治療が行われている。高齢であり，出血リスクのことを考えると躊躇されるが，あとから考えるとアスピリンとチエノピリジン系のクロピドグレル（プラビックス®）あるいはチクロピジン（パナルジン®）の併用，すなわち抗血小板薬2剤併用療法（DAPT）を考慮してよかったケースかもしれない。

2月時点での脂質プロフィールがわからないが，3月14日時点で LDL-chol 128 mg/dl である。LDL-chol 治療目標値は，

低リスク群　　　135 mg/dl 以下
中～高リスク群　100 mg/dl 以下
超高リスク群　　 70 mg/dl 以下

と考えられている。本症例は不安定狭心症なので，少なくも中～高リスク群にあたると思われる。2月時点で，スタチン投与を検討してよかったかもしれないが，高齢であることを考えると躊躇されるところでもある。

2) アテローム性プラークの不安定化

従来，虚血性心疾患は，
①狭心症：労作時狭心症，安静時（異型）狭心症，不安定狭心症
②心筋梗塞

に大別されていた。これは「心筋壊死（梗塞）」の有無，すなわち結果に基づく分類である。ところが近年は，

　①慢性冠動脈疾患：労作時狭心症，安静時（異型）狭心症
　②急性冠症候群　：不安定狭心症，心筋梗塞

の2つに大別されることが多くなってきた。これは，アテローム性プラークが安定か不安定か，すなわち原因に基づく分類である。治療を考えるうえでは，すでに起こってしまった結果よりも，これから病変をもたらす原因のほうが重要となるので，この分類法が多く用いられるようになったのだろう。アテローム性プラークが安定か不安定か，とはどういうことだろう？

　アテローム性プラークが不安定プラーク，プラーク破綻となるのには，

　①血管壁に取り込まれたコレステロールが酸化ストレスを受け，マクロファージに取り込まれること
　②酸化コレステロールを取り込んだマクロファージが泡沫化すること
　③マクロファージの泡沫化により炎症が惹起されること

の3つが関係する。さらにプラークが破綻すると，そこに血小板が凝集し，これに続いて血液凝固が誘導され，血栓が形成される。アテローム性プラークの不安定化・破綻が起こっても，内腔が完全には閉塞されておらず，まだ心筋傷害が起こっていない状態が，臨床像の不安定狭心症に相当する（図28）。そこで不安定狭心症の病態では，血小板凝集を予防するために，抗血小板薬の投与が必要となる。また，血管壁に取り込まれたコレステロールの酸化がプラークの不安定化・破綻の原因となるので，コレステロールを下げるためのスタチンによる治療が，安定狭心症と違って厳密に行われる。もう1つ，抗酸化治療も行いたいところなのだが，残念ながら現時点でエビデンスに裏づけされた抗酸化治療はない。

　酸化のプロセスは，大きく以下の3つに分類される。

　・ミトコンドリア内：酸化的リン酸化に伴う活性酸素産生
　・細胞膜：NADPHオキシダーゼを介する活性酸素産生
　・細胞外：白血球由来のミエロペルオキシダーゼによる活性酸素産生

　酸化的リン酸化とミエロペルオキシダーゼを抑制する治療薬は，現時点では残念ながら存在しない。NADPHオキシダーゼは，間接的にACE阻害薬/ARB・スタチンにより抑制される。したがって，エビデンスは得られていないものの，不安定狭心症では高血圧・脂質異常症などの他疾患の合併がある場合は，積極的にACE阻害薬/ARBやスタチンを投与する傾向がある。

　不安定狭心症では，4～6週間の間に15～20%が心筋梗塞を起こすとされている。そこで，不安定狭心症ではβ遮断薬・カルシウム拮抗薬など通常の狭心症の薬に加えて，抗血小板薬・コレステロール低下薬，およびエビデンスはないが抗酸化を期待してACE阻害薬/ARB・スタチンの積極的な投与を行う。

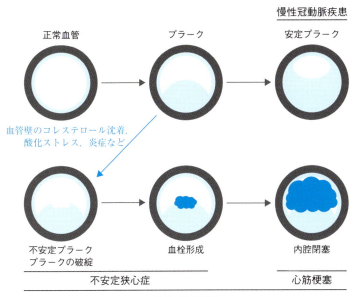

図 28 慢性冠動脈疾患と急性冠症候群

●ポイント●

不安定狭心症の治療
　慢性冠動脈疾患と同様の治療（β遮断薬・カルシウム拮抗薬など）
　抗血小板薬
　コレステロール低下薬
　抗酸化薬（エビデンスはないが，ACE 阻害薬/ARB・スタチンの積極的な投与）

[➡「そうだったのか！ 臨床に役立つ循環薬理学」Part Ⅱ「虚血性心疾患の治療薬」もご参照ください]

2 AMI発症後の再灌流施行までの時間

症　例

　60歳，男性。5年前の11月の昼頃，仕事中に胸痛を自覚。症状が持続するため近医を受診。心電図上ST上昇を認め，急性心筋梗塞の診断で発症9時間後に当院に救急搬送された。既往歴として，難治性胃潰瘍にて胃部分切除を受けている。

　血圧124/83 mmHg。心雑音は聴取しなかった。血液生化学的検査は，WBC 8,700/μl，RBC 380×10^4/μl，Hb 9.6 g/dl，PLT 29.2×10^4/μl，BUN 11.5 mg/dl，Cr 0.74 mg/dl，Na 138 mEq/L，K 4.0 mEq/L，Cl 104 mEq/L，GOT 81 IU/L，GPT 35 IU/L，LDH 270 IU/L，CK 1,095 IU/L，CK-MB 65.4 ng/ml，CRP 0.03 mg/dl，TG 167 mg/dl，T-chol 167 mg/dl，LDL-chol 120 mg/dl，HDL-chol 29 mg/dl，LDL-chol/HDL-chol 4.14，BS 101 mg/dl，HbA1c 6.1%。上記の検査から，冠危険因子は低HDLコレステロール血症だけであった。胸部X線写真では心陰影拡大なく，肺うっ血も認めなかった。心電図（図29左）では，Ⅱ・Ⅲ・aV$_F$でST上昇。Ⅰ・aV$_L$・V$_1$〜V$_4$でST低下。心エコー検査では，下壁の壁運動は消失していた。

　発症後9時間が経過していたが，自覚症状が残存していること，STが上昇していることから，緊急冠動脈造影を行った（図29右）。右冠動脈#3が完全閉塞を起こしており，ステント留置を行いTIMI grade 3の血流が得られた。術中に一過性に房室ブロックを併発し，血圧が低下したが，すぐに回復した。術後のpeak CK/CK-MBは3,310（IU/L）/206（ng/ml）であった。その後の経過は順調であった。

病態生理から治療をどう考えるのか？

1）治療方針に至るプロセス

　ST上昇型心筋梗塞 *ST-elevation myocardial infarction*（*STEMI*）では，血栓溶解療法でもPCIでもよいので（両者を合わせて「再灌流療法」という），いかに早く再灌流療法を行いTIMI grade 3の血流が得られるかが予後の鍵を握る。ちな

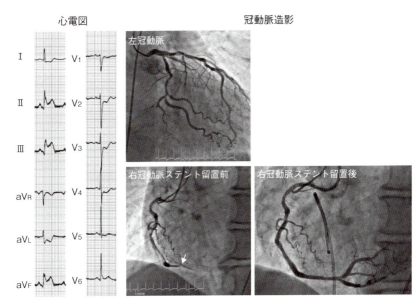
図29　心電図と冠動脈造影所見

みに TIMI grade（日本語では「TIMI 灌流度分類」という）は下記のとおりである。

　Grade 0：再灌流なし。閉塞状態。
　Grade 1：造影剤が染み出すが，末梢までは完全に造影されない。
　Grade 2：末梢まで造影されるが，造影遅延がみられる。
　Grade 3：造影遅延がなく，末梢まで造影される。

　循環器学会のガイドラインでは，再灌流療法の適応は発症12時間がクラスⅠ適応とされている。発症から病院までは医療側がどうすることもできない時間なので，医療側では病院に到着してからをいかに迅速に行うかが問われる。血栓溶解療法では，病院に到着してから静脈穿刺を行うまでの時間 *door-to-needle time* を30分以内，PCI では病院に到着してからバルーンを膨らませるまでの時間 *door-to-baloon time* を90分以内にすることが推奨されている。

　本症例は，病院到着は発症後9時間経過していたが，複数の心電図誘導（Ⅱ，Ⅲ，aVF）で ST 上昇がみられたこと，年齢が75歳未満（60歳）であったことから，door-to-baloon time を90分以内にすればぎりぎり12時間以内に再灌流が可能と考えられ，PCI が施行されている。幸い，TIMI grade 3 の冠動脈血流が得られた。CK あるいは CK-MB のピーク値は，再灌流療法を行わなかった場合は梗塞範囲と相関する。一般的に，CK では1,000 IU/L は梗塞範囲が比較的小さく，

3,000 IU/L が比較的大きいと考えられている．本症例では CK や CK-MB のピーク値は比較的高値となっているが，再灌流療法を行った場合はこれらのピーク値が早く訪れ，その値が大きくなることが知られているので，梗塞範囲に関しては心エコーなどの画像診断による評価が必要と考えられる．

2）再灌流療法を行うまでの時間が重要な理由

再灌流療法でゴールデンタイムが 6 時間，適応が 12 時間以内とされているのは，発症後 12 時間以上経つとすでに壊死が起きてしまい，再灌流してもメリットが得られないためと説明されているのではないだろうか？ 冠動脈閉塞後 1 ～ 24 時間の間に，心内膜側から心外膜側に壊死が進展すると考えられている．すると，12 時間ではまだ壊死は進展途中なので，再灌流すると一定の心筋壊死を縮小できるように考えられる．これ以外にも，再灌流までの時間が重要となる理由がありそうである．これに関係する可能性があるのが，内因性の血栓除去機構「angiophagy」である．

ある講演で，講師の先生が「出血は生体内で予想以上の頻度で起きていますが，止血機構があるので気づいていないだけ」と話されていて，なるほどと思ったことを覚えている．塞栓でも同様のことが言えそうである．塞栓は生体内で思った以上に頻繁に形成されているが，血管内に塞栓ができると生体はこれを除去しようとする防御機構を働かせるので，塞栓形成が問題として表面化することは通常ないようである．この防御機構として，これまで「血流による物理的な除去」と「内因性の線溶系による塞栓溶解」の 2 つが知られていた．最近，新たな塞栓除去機構として，内皮細胞が塞栓を取り込んで血管外に排除する「angiophagy」と呼ばれる機構が存在することが明らかとなった[1]．「phagy」とは「phagocyte＝食細胞」からも想像できるように「食べる」という意味をもっている．angiophagy は，「血管が塞栓を食べる」という意味合いでつけられた名前である．2014 年の Science Translational Medicine に掲載された論文[1]で，血管内皮細胞が緑色の蛍光を発する遺伝子改変マウスの冠動脈内に，赤色の蛍光を発するフィブリン血栓を注射し，経時的に塞栓の顛末が観察された．フィブリン血栓注射 1 日目に，内皮細胞から lamellipodia と呼ばれる偽足が伸び，フィブリン血栓が覆われた．3 日目頃になると血管の基底膜に欠損ができ，血管外にフィブリン血栓が排除された．

血流による物理的な除去および内因性の線溶系による塞栓溶解というこれまで知られていた塞栓除去機構と，今回新たに見つかった angiophagy による塞栓除去はどのような役割分担になっているのだろうか？ これらには時間的な違いがある．塞栓形成初期には，血流による除去と線溶系による塞栓溶解が血栓除去の主な機構である．一方，angiophagy による塞栓除去は，血栓形成後 6 時間 ～ 6

日に行われる遅延性の現象である。angiophagy が進行し塞栓が血管内皮の偽足によって覆われると，血流により塞栓を除去することができなくなり，また内因性・外因性の組織プラスミノーゲン活性化因子（tPA など）が塞栓にアクセスすることもできなくなる。

　生体がもつ塞栓溶解能のうち，内因性の線溶系による塞栓溶解は，内皮障害を特徴とする高齢者・糖尿病患者では衰退する。血栓除去機構 angiophagy はどうだろう？ angiopphagy も年齢とともに減弱する。高齢者に狭心症や脳梗塞が増える理由の1つが，同じように血栓・塞栓ができても加齢に伴ってこれらの除去機構が衰えるので，問題，すなわち血管の血栓・塞栓による病態が表面化すると考えることができる。糖尿病でも angiophagy は減弱するため，糖尿病患者では血管の血栓・塞栓による病態が起こりやすくなる。

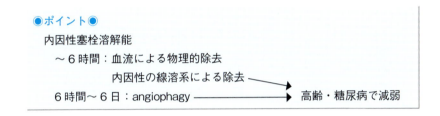

文　献

1. Grutzendler J, Murikinati S, Hiner B, et al. Angiophagy prevents early embolus washout but recanalizes microvessels through embolus extravasation. Sci Transl Med 2014; 6: 226ra31.

3 ステント留置後の DAPT 治療

症　例

　69歳, 男性。前年10月に入って, 小走りや階段昇降などの労作時に数分間の胸部絞扼感があり, 10月18日に当院を初診。狭心症の疑いで冠動脈造影目的に入院となった。既往歴は, 糖尿病・バセドウ病で薬物療法中。冠危険因子として糖尿病。

　血圧 126/80 mmHg, 心雑音は聴取せず。血液生化学的検査は, WBC 7,100/μl, RBC 506×10^4/μl, Hb 16.0 g/dl, PLT 22.2×10^4/μl, BUN 14.6 mg/dl, Cr 0.83 mg/dl, Na 139 mEq/L, K 4.3 mEq/L, Cl 102 mEq/L, GOT 21 IU/L, GPT 24 IU/L, LDH 187 IU/L, CK 81 IU/L, CRP 0.36 mg/dl, TG 268 mg/dl, T－chol 190 mg/dl, LDL－chol 114 mg/dl, HDL－chol 47 mg/dl, LDL－chol/HDL－chol 2.43, BS 69 mg/dl, HbA1c 6.4%。胸部 X 線写真では, 心陰影拡大なく, 肺うっ血も認めなかった。心電図は, 正常範囲内（図30左）。心エコー検査では, 壁運動異常なく, 弁膜症もなかった。10月21日に冠動脈造影を行ったところ, 左冠動脈前下行枝 #7 に 99% 狭窄を認めた（図30右）。

　もともとアスピリン（バイアスピリン®）を服用していたため, クロピドグレル（プラビックス®）を追加し, 10月24日にステントを留置した。本年8月3日に確認のため冠動脈造影を施行, 再狭窄は認めなかった。その後もステント内血栓症を起こさず, 外来で経過している。

病態生理から治療をどう考えるのか？

1) 治療方針に至るプロセス

　前年10月21日に行った冠動脈造影で左前下行枝 #7 に 99% 狭窄を認め, ステント留置術を行っている。ここで決断を迫られるのが, 冠動脈バイパス手術（CABG）かステント留置術かの選択である。ステント治療は2～3日の入院ですむのに対して, CABG では約2週間の入院が必要であり, 体への負担も多いので, できればステント留置術を選択したくなるのが人情である。ところが, ステント留置術と CABG の予後の比較では, 一貫して CABG の成績が良いという

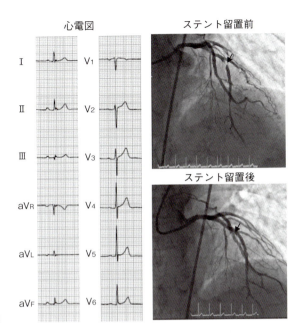

図30 心電図と冠動脈造影

結果が出ている。以前のデータは bear metal stent（BMS），あるいは第1世代の薬剤溶出性ステントを用いて得られた結果だったので，ステント留置術を推進する医師からは常に excuse が行われてきた。2015年の New England Journal of Medicine に，第2世代のエベロリムス溶出性ステント（EES）と CABG の比較のデータが報告された[1]。5年間の心筋梗塞発症率が，ステント留置術は17.0%，CABG は11.7%で，CABG のほうが5.3%低くなっている。5.3%の違いというのは大きな差である。もちろんステント留置術でも83.0%の患者はイベントなく5年間過ごされている。そこで，この違いと手術による負担の違いを天秤にかけて，患者に選択してもらう必要がある。

2）抗血小板薬2剤併用療法（DAPT）

　ステント留置後は，タイプの異なる抗血小板薬の2剤併用療法 *dual anti-platelet therapy（DAPT）*が行われる。血小板は，Ca によって活性化し，サイクリックヌクレオチドによって不活性化される（図31）。出血を生じたり内皮が傷害された部位に血小板が付着すると，血小板の濃密顆粒が脱顆粒され，その内容物のトロンボキサン A_2 と ADP が放出される。トロンボキサン A_2 はトロンボキサン A_2 受容体，ADP は ADP 受容体の1つ $P2Y_1$ を介して細胞内 Ca を増加する。
　ADP は別の ADP 受容体 $P2Y_{12}$ と結合して，cAMP の生合成を阻害する。また，

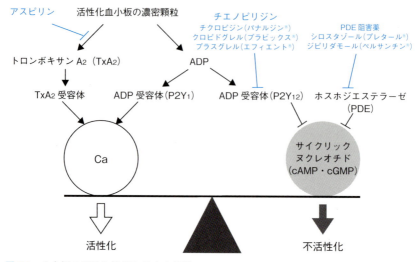

図31　血小板の活性化機構と抗血小板薬

cAMPおよびcGMPはホスホジエステラーゼによって分解される。ADPとホスホジエステラーゼによってサイクリックヌクレオチド濃度が減少するので，血小板が活性化される。

　トロンボキサンA_2の合成を阻害するのがアスピリン，$P2Y_{12}$受容体のブロッカーがチエノピリジン，ホスホジエステラーゼを阻害するのがPDE阻害薬であり，いずれも血小板の活性化を阻害する。DAPTでは，一般的にアスピリンとチエノピリジンが使われるが，Ca上昇を抑えるアスピリン，サイクリックヌクレオチドの減少を抑えるチエノピリジンと，作用点の異なる2つの抗血小板薬を使う点は理にかなっているといえる。

3) DAPTはいつまで続ける必要があるか？

　ステント留置後はDAPTを行うが，DAPTをいつまでも続けると出血のリスクがあるので，一定の時期に減量・中止を検討する必要がある。薬物や治療は，開始する基準ははっきりしているが，止める基準・減量する基準はあまり明確でないものがほとんどである。そのなかで，DAPTは副作用が重篤であることから，減量する時期がしばしば議論の俎上に上がっている。いつまでDAPTを続けたらいいのだろうか？

　そもそも，どうなったら中止できるのだろう？　これは，ステント内部が十分に内皮化されたら中止してもよい，と考えられる。すなわち，質問を「ステント内部はいつ内皮化されるのか？」に置き換えることができる。第1世代DESであるシロリムス溶出性ステント（SES）を用いた場合は，6カ月後でも内皮に覆わ

れる例は少ないとされている。第2世代のエベロリムス溶出性ステント（EES）の場合は，6カ月後には内皮化が起こっているとされている。このことが理由で，以前は12カ月とされていたDAPTの継続が6カ月に短縮される傾向にある。第1世代のSESとパクリタキセル溶出性ステント（PES），第2世代のEESで，心電図上のST上昇の出現を比較したBern-Rotterdam Cohort Studyと呼ばれる臨床研究がある[2]。その結果，1年以降のST上昇についても，EESでは0.6%/年とかなり低頻度となっている。

もう1つ朗報であるが，これらはいずれも欧米のデータであり，血管内超音波（IVUS）を使って十分な拡張を確認したうえでDESを留置しているわが国では，第1世代DESの時点でもすでにステント血栓症は0.2%/年と低頻度となっている。第2世代DESの大規模なデータはまだ出ていないが，少なくとも日本では，第2世代DESを用いている限り，DAPTは6カ月で1剤に減らしても問題ないようである。

●ポイント●
DAPTをいつまで続けるか？
　第1世代DES ⇒ 12カ月
　第2世代DES ⇒ 6カ月

[→「そうだったのか！ 臨床に役立つ循環薬理学」Part V「血栓塞栓症の治療薬」もご参照ください]

文献

1. Park SJ, Ahn JM, Kim YH, et al. BEST Trial Investigators. Trial of everolimus-eluting stents or bypass surgery for coronary disease. N Engl J Med 2015; 372: 1204-12.
2. Räber L, Magro M, Stefanini GG, et al. Very late coronary stent thrombosis of a newer-generation everolimus-eluting stent compared with early-generation drug-eluting stents: a prospective cohort study. Circulation 2012; 125: 1110-21.

4 ニトログリセリンが効きにくい女性の狭心症

症例

　67歳，女性。数年前から安静時に心窩部痛が出現，朝方や夕方に発作が起こり，寒冷刺激でも誘発された。発作のときにニトログリセリンを舌下したが，1回で発作が消失することは稀で，3回程度使用しなければ消失しなかった。精査目的に当院初診。既往歴は特記すべき事項なし。

　来院時，血圧132/72 mmHg。心雑音は聴取せず。血液生化学的検査は，WBC 10,800/μl, RBC 422×10^4/μl, Hb 13.1 g/dl, PLT 25.6×10^4/μl, BUN 14.7 mg/dl, Cr 0.59 mg/dl, Na 143 mEq/L, K 3.6 mEq/L, Cl 105 mEq/L, GOT 79 IU/L, GPT 29 IU/L, LDH 223 IU/L, CK 64 IU/L, CRP 0.13 mg/dl, TG 161 mg/dl, T-chol 179 mg/dl, LDL-chol 96 mg/dl, HDL-chol 59 mg/dl, LDL-chol/HDL-chol 1.63, BS 102 mg/dl, HbA1c 5.5%。胸部X線写真では心陰影の拡大なし。心電図は正常範囲内（図32左）。心エコー検査では，左室壁運動は正常で，EFは74%。弁膜症も指摘できなかった。精査目的にて冠動脈造影を施行。全体的にspasticではあるが，狭窄はみられず（図32右），アセチルコリン負荷でも明らかな狭窄は誘発されなかった。以上から微小血管性狭心症と診断した。

　治療としてカルシウム拮抗薬とニコランジルを投与した。その後外来で経過を観察しているが，発作の頻度は減少している。

病態生理から治療をどう考えるのか？

1）治療方針に至るプロセス

　慢性冠動脈疾患の治療の原則は，

- 労作時狭心症　　　　　　　　　β遮断薬
- 安静時狭心症　　　　　　　　　カルシウム拮抗薬
- 女性に多い微小血管性狭心症　　カルシウム拮抗薬

である。女性に多い微小血管性狭心症は，臨床像だけからは診断がつけにくいので，最初は労作時狭心症か安静時狭心症かで投与薬を選択することが多い。数年前に安静時に胸部絞扼感が出現したということで，この時点でカルシウム拮抗薬

4. ニトログリセリンが効きにくい女性の狭心症

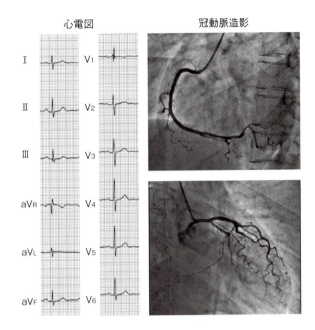

図32 心電図と冠動脈造影

を投与開始してもよかったケースと考えられる。また、女性であることを考え合わせると、微小血管性狭心症の可能性も視野に入れてよかったのかもしれない。冠動脈造影で、有意な狭窄がないこと、アセチルコリン負荷でスパズムが誘発されなかったことから、微小血管性狭心症の診断がつけられた。

2) 女性の狭心症

　筆者が研修医だった30年前には、狭心症の自覚はあるが冠動脈造影で有意な狭窄を認めないケースは「心臓神経症」あるいは「シンドローム X」と呼ばれ、ヒステリーや不安神経症などと同類の精神的なものと考えられて治療対象とされていなかった。最近では、男性と女性の冠動脈疾患には明らかに違いがあることがわかりつつある。

　まず、狭心痛の訴えであるが、男性では「胸に象が乗ったような感じ」「胸をわし掴みにされたような感じ」という、テキストに載っているような典型的な狭心痛が一般的である。一方、女性では「顎が詰まるような感じ」「鳩尾が痛い」「左手がしびれる感じ」など、いわゆる放散痛が主体となることが多くみられる。その意味でも、本症例は心窩部痛を訴えており、女性の狭心症に特徴的と考えられる。

　冠動脈造影では、男性の狭心症は図33のように強い狭窄が一般的だが、女性では有意な狭窄はないが全体的に狭い印象がある場合が多く、本症例の「全体的

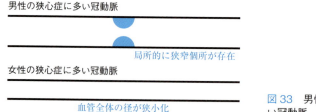

図33 男性と女性の狭心症に多い冠動脈

に spastic」というのは典型的所見である。

　冠動脈造影では，だいたい直径 200 μm 以上の血管を見ることができるとされている．それに対して，女性の冠動脈疾患では直径 100 μm 以下の微小血管に病変があることが多く，このため「微小血管性狭心症」と呼ばれている．ニトログリセリンは直径 200 μm 以上の太い血管に作用することが知られており，微小血管性狭心症では無効であることが一般的である．一方，微小血管性狭心症では，機序はわかっていないがカルシウム拮抗薬，特にジルチアゼム（ヘルベッサー®）に対する感受性が高く，ニトログリセリンに対する感受性が低いことがわかっている．あとから考えると，数年前の段階でニトログリセリンの有効性が低かったことも，微小血管性狭心症を疑わせる所見の1つだった可能性がある．

3）ニトログリセリンの感受性はお酒の強さでわかる？

　本症例とは直接的な関係がないが，ニトログリセリンの感受性に関して，最近面白いことがわかってきている．お酒が飲めない人はニトログリセリンの感受性が悪いということである．

　ニトログリセリン自身は活性をもたず，体内で代謝されて活性をもつ一酸化窒素（NO）を放出してはじめて生理作用を示す「プロドラッグ」である．この NO を産生する薬物代謝は，ミトコンドリアのアルデヒド脱水素酵素（ALDH2）によって行われる．ALDH2 については，聞いたことがある読者も多いのではないだろうか？ 飲酒をすると，アルコールがアルコール脱水素酵素により分解されてアルデヒドになる．これに続いて，アルデヒドが分解されて酢酸になるが，このアルデヒドの分解を行うのが ALDH2 である．この中間代謝物のアルデヒドが悪酔いや二日酔いの原因物質であり，アルデヒドを分解する ALDH2 の活性の強さによってお酒に強いかどうかが決まっている．ALDH2 にはよく知られた遺伝子多型があり，野生型を ALDH2*1（スター 1），遺伝子多型を ALDH2*2（スター 2）と呼ぶ．ALDH2*2 は ALDH2*1 の 1/16 の酵素活性しかもたない．ALDH2*1*1 の野生型の人はお酒を飲んでもへっちゃら（上戸）だが，ALDH2*1*2 のヘテロ多型の人はお酒を飲むとすぐ顔が赤くなり，ALDH2*2*2 のホモ多型の人は

下戸ということになる．この ALDH2 はニトログリセリンの分解にも関係するので，ニトログリセリンの感受性にも関係があるのだろうか？

ALDH2 とニトログリセリンの感受性の関係を調べた研究があり，ALDH2*2 をもつ人ではニトログリセリンの効果が低いことが示された[1]．そんなことを聞いて「自分はお酒が強いのでニトログリセリンの効きがいいんだ」と安心してお酒をたくさん飲んでいると，ALDH2 がアルデヒドの分解に占拠されてしまい，効いてほしいときに実は効かない，ということにならないとも限らない．やはり，飲酒はほどほどにしたいものである．

●ポイント●
女性に多い微小血管性狭心症の特徴
- 典型的な狭心痛でなく放散痛が主症状になることがしばしばある
- 冠動脈は全体的に spastic
- 冠動脈造影で映らない直径 100 μm 以下の血管の病変が原因
- ニトログリセリンは効きにくく，ジルチアゼムが特効薬

[➡「そうだったのか！ 臨床に役立つ循環薬理学」Part Ⅱ-B-1「酸素需要と酸素供給のバランス改善」もご参照ください]

文　献

1. Li Y, Zhang D, Jin W, Mitochondrial aldehyde dehydrogenase-2(ALDH2)Glu-504Lys polymorphism contributes to the variation in efficacy of sublingual nitroglycerin. J Clin Invest 2006; 116: 506-11.

5 明け方に発症する異型狭心症

症　例

　48歳，男性。最近，朝方の安静時に胸痛を自覚することがあったが，いつも2～3分で消失していた。本年12月11日朝6時頃，いつもの胸の苦しさがあり目覚めて起き上がったが，そのままうつぶせに倒れた。数分以内で意識は回復したが，家人によって救急要請された。既往歴は特になし。来院時，意識清明。胸痛はなし。

　胸部X線写真では，心陰影拡大なし。肺うっ血所見なし。心電図は，I・aV_Lで陰性T波，II・III・aV_F・V_5～V_6でST低下（図34左，来院時心電図）。血液生化学的検査は，WBC 7,600/μl, RBC 537×10^4/μl, Hb 16.9 g/dl, PLT 32.2×10^4/μl, BUN 14.2 mg/dl, Cr 0.82 mg/dl, Na 138 mEq/L, K 4.1 mEq/L, Cl 101 mEq/L, GOT 70 IU/L, GPT 107 IU/L, LDH 267 IU/L, CK 77 IU/L, CK-MB 8 IU/L, troponin I 0.1 ng/ml, CRP 0.2 mg/dl, BNP 11 pg/ml, TG 576 mg/dl, T-chol 287 mg/dl, LDL-chol 155 mg/dl, HDL-chol 34 mg/dl, LDL-chol/HDL-chol 4.56, BS 140 mg/dl, HbA1c 5.3%。入院後経過観察中，翌日の朝方に胸痛が出現。発作時の心電図にて，aV_R・V_1～V_3でST上昇，I・

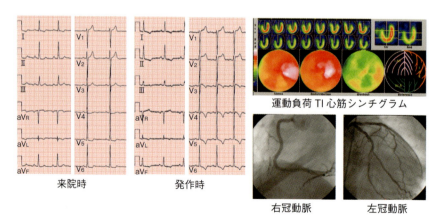

図34　心電図，心筋シンチグラム，冠動脈造影

Ⅱ・Ⅲ・aV$_F$・V$_4$〜V$_6$でST低下を認めた（図34中，発作時心電図）。ニトログリセリン舌下投与で速やかに症状は消失し，心電図も回復した。運動負荷Tl心筋シンチグラムでは，虚血は誘発されなかった（図34右上）。冠動脈造影では，左冠動脈回旋枝#13に中等度狭窄を認めるのみであった（図34右下）。冠動脈病変があるものの，症状が朝方に限局していること，運動負荷にて虚血が誘発されなかったことから，異型狭心症と診断した。

　カルシウム拮抗薬を開始し，その後狭心症発作は起きていない。

病態生理から治療をどう考えるのか？

1) 異型狭心症発症のメカニズム

　異型狭心症が明け方に起こりやすいことは，循環器医であれば知らない人はいないだろう。異型狭心症は，前・熊本大学循環器内科教授 泰江弘文先生が提唱された疾患である。静岡市立病院に勤務していた頃，明け方に起こる狭心症があることに注目して，病棟に泊まり込んで心電図を記録し，また検査技師にも泊まり込んでもらって明け方に運動負荷試験を行った結果，心電図でSTが上昇し，運動負荷で誘発されないタイプの狭心症を異型狭心症と定義した。その経緯は泰江先生がいろいろなところにご執筆されているが，臨場感があふれた文章で引き込まれるように読むことができる。

　ところで，異型狭心症はなぜ明け方に起こりやすいのだろう？　これには自律神経が関係する。自律神経には，交感神経と副交感神経があり，日中は交感神経優位，夜間は副交感神経優位で，明け方と夕方に両者が入れ替わる。明け方に副交感神経から交感神経へのスイッチが起こるのだが，これがうまくいかないことが異型狭心症の発症に関係するとされている。なんとなくわかったようで，すっきりしないのではないだろうか？

　受容体レベルでもう少し詳しくみてみよう。血管に存在する主な自律神経の受容体には，交感神経α$_1$受容体，β$_2$受容体，副交感神経M$_2$受容体がある。α$_1$受容体刺激は血管収縮，β$_2$受容体刺激は血管拡張，M$_2$受容体刺激はβ$_2$受容体刺激の血管拡張に拮抗する。日中は，β$_1$受容体による血管収縮とβ$_2$受容体による血管拡張が働くので，血管トーンは基底状態に維持される。夜間は，M$_2$受容体刺激が起きてもこれはβ$_2$受容体刺激があるときだけに作用するので，β$_2$受容体刺激がない夜間も血管トーンは基底状態に維持される。

　問題は明け方である。夜型から昼型に移行しようとして交感神経活性が上昇すると，最初は副交感神経もただおとなしく引き下がるのではなく，緊張を高めて交感神経の活性を抑え込もうとする。すなわち，明け方は一時的に交感神経と副交感神経の両方が覇権を争うことになる。すると，β$_2$受容体刺激による血管拡

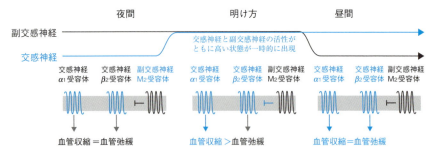

図35　異型狭心症が明け方に起こるメカニズム

張は M_2 受容体刺激により抑え込まれてしまい，$α_1$ 受容体刺激による血管収縮だけが残る．このため，血管攣縮が起こりやすいと考えられる（図35）．異型狭心症では $β$ 遮断薬は禁忌とされているが，これは血管を拡張する $β_2$ 受容体の働きを抑えてしまうのでよくないのだ．

2) モーニング・サージとはメカニズムが違う？

　高血圧の日内変動で，モーニング・サージあるいは早朝高血圧と呼ばれるものがある．早朝の血圧が，日中の血圧よりも 20 mmHg 以上高い場合をモーニング・サージと呼び，起床後1時間以内に起こるとされている．これにも，交感神経と副交感神経のスイッチが関係する．早朝に副交感神経優位の夜型から交感神経優位の昼型へのスイッチが起こるが，起床後1時間くらいは交感神経と副交感神経の綱引きが続き，副交感神経がついにあきらめて交感神経優位の昼型になるのである．このとき，副交感神経の活性を凌駕するために交感神経の緊張が過度に強くなっていると，副交感神経が撤退したときに異常に活性の高い交感神経活動だけが残ってしまいモーニング・サージとなるのである．

　モーニング・サージには就寝前の $α$ 遮断薬服用が効果的と考えられているが，これは交感神経 $α$ 受容体刺激による血管収縮が主要因であるためである．しかし，異型狭心症に $α$ 遮断薬が有効という話は聞いたことがない．単に使用したことがないだけなのか，あるいは冠動脈のスパズムによる異型狭心症と末梢抵抗血管平滑筋の収縮によるモーニング・サージには違った機構が働いているのだろうか．いずれにしても，夜型の副交感神経と昼型の交感神経が入れ替わる起床後1時間以内は，様々な心血管イベントが起こりやすい危険な時間帯である．

◉ポイント◉
交感神経 α_1 受容体：血管収縮
　　　　β_2 受容体：血管拡張
副交感神経 M_2 受容体：β_2 受容体に拮抗
・夜間：$\alpha_1(-)$, $\beta_2(-)$, $M_2(-)$ (そもそも拮抗すべき β_2 作用がない)
・日中：$\alpha_1(+)$, $\beta_2(+)$, $M_2(-)$ ⇒ α_1 作用と β_2 作用が拮抗
・明け方：$\alpha_1(+)$, $\beta_2(+)$, $M_2(+)$ ⇒ β_2 作用と M_2 作用が拮抗し，α_1 作用だけが残る

[➡「そうだったのか！ 臨床に役立つ循環薬理学」Part Ⅱ-B-1「酸素需要と酸素供給のバランス改善」もご参照ください]

6　HDL-chol が高い患者の心筋梗塞発症

症　例

　70歳，男性。以前から脂質異常症は指摘されていたが，経過観察されていた。12月5日，20分程度持続する胸痛が出現し，その後胸部違和感が持続していた。翌日，違和感が持続していたため当院を受診。

　胸部X線写真では，心陰影拡大なし，肺うっ血像も認めず。心電図は，Ⅱ・Ⅲ・aV$_F$で異常Q波とST上昇を認めた（図36左）。血液生化学的検査は，WBC 12,800/μl，RBC 493×10^4/μl，Hb 16.3 g/dl，PLT 30.7×10^4/μl，BUN 18.3 mg/dl，Cr 1.01 mg/dl，Na 137 mEq/L，K 4.4 mEq/L，Cl 96 mEq/L，GOT 123 IU/L，GPT 27 IU/L，LDH 601 IU/L，CK 892 IU/L，CK-MB 43 IU/L，troponin I 19.98 ng/ml，CRP 5.55 mg/dl，BNP 110 pg/ml，TG 154 mg/dl，T-chol

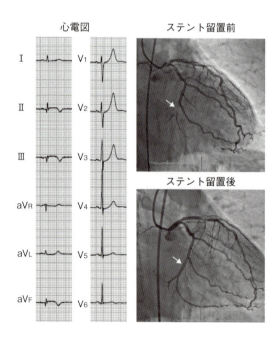

図36　心電図と冠動脈造影

275 mg/dl，LDL-chol 165 mg/dl，HDL-chol 82 mg/dl，LDL-chol/HDL-chol 1.79，BS 109 mg/dl，HbA1c 4.9%。心エコー検査では，下壁の壁運動が低下していた。以上から急性心筋梗塞と診断した。

発症してから時間が経過していたので，12月17日にカテーテル検査を施行。左冠動脈回旋枝 #13 に 99% 狭窄（図36右上の矢印），前下行枝にも 75% の有意狭窄を認めた。同日，回旋枝に対してステント留置術を施行。19日には左冠動脈前下行枝の狭窄に対してステント留置を行った。その後，合併症なく経過し退院した。

病態生理から治療をどう考えるのか？

「LDL-chol＝悪玉コレステロール」「HDL-chol＝善玉コレステロール」という考えが広く受け入れられている。また，LDL-chol/HDL-chol＜2.0 であれば，動脈硬化のリスクは低いと考えられている。本症例では，HDL-chol は 82 mg/dl と比較的高値であり，LDL-chol/HDL-chol も 1.79 であることから，LDL-chol が 165 mg/dl と高値であっても動脈硬化のリスクは高くないのではと考えられる。それにもかかわらず心筋梗塞を起こし，冠動脈造影では多枝病変を認めている。これはなぜだろう？

最近，HDL-chol にも善玉と悪玉があって，後者を「機能不全 HDL (dysfunctional HDL) -chol」と呼ぶ傾向にある。HDL-chol は，単純に高ければよいというものでもなさそうである。

1）「HDL-chol＝善玉コレステロール」の理由

まずは，臨床的エビデンスからみていこう。HDL-chol，非 HDL-chol（大半が LDL-chol と考えられる）と心血管イベントとの関連をみた大規模臨床試験がある。ここで，心血管イベントリスクに対して HDL-chol は負の相関，非 HDL-chol は正の相関が示されたことから，「LDL-chol＝悪玉コレステロール」「HDL-chol＝善玉コレステロール」という考えが広がった。

それでは，HDL-chol はなぜ心血管イベントを減らす方向に働くのだろう？ HDL-chol のメインの機能は，末梢の細胞，特にマクロファージからコレステロールを引き抜いて肝臓に運び，肝臓から胆汁へと排泄することである。これを「コレステロール逆輸送 reverse cholesterol transport (RCT)」と呼ぶ。RCT を少し細かくみると，HDL-chol はほとんどコレステロール・脂肪酸を含まない Apo-A1 主体の小さな新生 HDL-chol として肝臓から分泌される。新生 HDL-chol はマクロファージから HDL を引き抜いて少し大きな原始 HDL-chol となり，レシチン–コレステロールアシルトランスフェラーゼ lecitin-cholesterol acyltransfer-

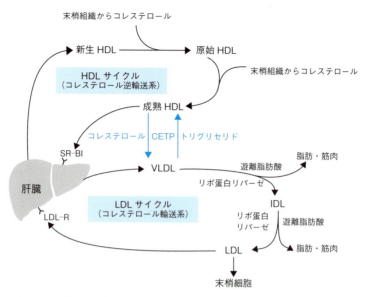

図37　LDL-cholサイクルとHDL-cholサイクル

ase（L-CAT）によりコレステロールをコレステロールエステルとすることでさらに多くのコレステロールをマクロファージから引き抜き，成熟HDL-cholとなって，肝臓のスカベンジャー受容体SR-BIを介して肝臓に取り込まれる。肝臓に取り込まれたコレステロールは，胆汁中に溶け腸内へと排出される（図37）。

この主機能であるRCTに加えて，HDL-cholには様々な機能がある。これらを，スタチンの場合と同様に「多面性効果 *pleiotropic effect*」と呼んでいる。よく知られた多面性効果は，血管内皮からの一酸化窒素（NO）の放出と，血小板抑制・血栓形成抑制作用の2つである。健常のHDL-cholは，血管内皮細胞のスカベンジャー受容体（SR-BI）に結合して内皮型NO合成酵素（eNOS）を活性化し，NOを産生する。ちなみに，酸化LDL-cholは酸化LDL受容体（LOX-1）に結合してeNOSを抑制する（図38）。HDL-cholにはPON-1（paraoxonase-1）と呼ばれる脂質の酸化を防ぐ蛋白が結合しているため，HDL-cholは酸化HDL-cholになりにくい。これに対して，LDL-cholではPON-1が結合しておらず，そのため酸化ストレスが起きたときに酸化LDL-cholになりやすい。多面性効果でも，HDL-cholは善玉，LDL-cholは悪玉であるようだ。

もう1つの多面性効果，すなわち血小板抑制・血栓形成抑制作用であるが，血小板の産生は，

　　巨核球前駆細胞の増殖 ⇒ 巨核球の分化 ⇒ 血小板の生成

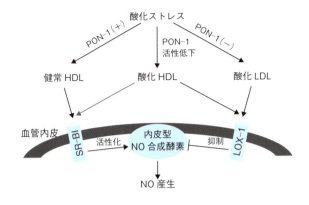

図38 HDL-chol の多面性効果－eNOS 活性化

の経路で行われる。巨核球前駆細胞の増殖は，トロンボポエチンが巨核球前駆細胞にある受容体 c-MPL に結合することで誘導される。一方で，この経路にブレーキをかけ，巨核球前駆細胞の増殖を微調整する経路がある。この経路の中の1ステップ（チロシンキナーゼである LYN の活性化）が，HDL-chol による細胞膜からのコレステロールの引き抜きとカップルして行われる[1]。これによって，HDL-chol は血小板の産生が過剰にならないように微調整している。Part I-3章で説明した，多くのシステムに存在する微調整システムがここでもみられる。

2) 機能不全 HDL-chol

　機能不全 HDL-chol とは，これらの HDL-chol の機能のうちどれが不全になっているのだろう？　まずは，eNOS 活性化に関する知見から紹介する。

　健常人から採取した HDL-chol を健常な血管内皮標本にかけると，NO が産生される。これは eNOS を活性化するからである。これに対して，冠動脈疾患患者から採取した HDL-chol を同じ健常な血管内皮標本にかけると，eNOS が抑制され NO の産生が減少する[2]。これは，冠動脈疾患患者から採取した HDL-chol は酸化されており，SR-BI ではなく酸化 LDL 受容体 LOX-1 に結合するからである。

　それでは，どうして冠動脈疾患患者の HDL-chol は酸化されているのだろう？　HDL-chol には多くの蛋白が結合しているが，そのなかで特に重要となるのが PON-1 とミエロペルオキシダーゼ（MPO）である（図39）[3]。PON-1 は，酸化された脂質を分解することで酸化作用に拮抗する抗酸化酵素である。一方，MPO は白血球から分泌され細胞外で活性酸素を放出する酸化酵素である。この2つの酵素が綱引きをすることで，非酸化 HDL-chol（＝健常 HDL-chol）になるか，酸化 HDL-chol（＝機能不全 HDL-chol）になるかが決まってくる。通常は，

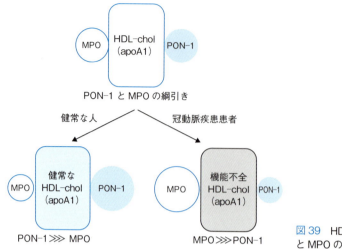

図39 HDL 上での PON-1 と MPO の力関係

血管壁には白血球がないので MPO の HDL-chol への結合が少なく，圧倒的に PON-1 > MPO となっているため，HDL-chol は酸化されていない健常 HDL-chol となる．ところが，炎症が起こって白血球が血管に浸潤してくると MPO > PON-1 となって，酸化された機能不全 HDL-chol となるのである．

酸化された HDL-chol のマクロファージからのコレステロール引き抜きを調べてみると，酸化の程度が大きいほど引き抜きの能力が低下している．このため，RCT の効率が低下する．また，HDL-chol によるコレステロール引き抜きとカップルしていた巨核球前駆細胞の増殖抑制作用も低下するため，血小板の増加・血栓形成が促進される[2]．すなわち，機能不全 HDL-chol は，HDL-chol の主機能である RCT だけでなく，多面性効果である内皮からの NO 産生と血小板抑制作用も不全となってしまうのである．

本症例では狭心症発作を以前に認めていないが，あとでわかったように，冠動脈疾患がすでに存在している．したがって，すでに HDL-chol が酸化されており，機能不全 HDL-chol となっていた可能性が想定される．

ちなみに，健常な HDL-chol と機能不全 HDL-chol を臨床検査で見分けることはできないのだろうか？ 現行の臨床検査では，これは残念ながらできない．ただし，これらを識別する検査法の開発は進んでおり，前臨床段階では可能となっている．臨床に導入する値打ちがあるのかどうか，精度や対比効果などの調査が行われている最中のようである．

●ポイント●

健常 HDL-chol ＝非酸化 HDL-chol
　抗酸化酵素 PON-1 ＞酸化酵素 MPO
機能不全 HDL-chol ＝酸化 HDL-chol
　抗酸化酵素 PON-1 ＜酸化酵素 MPO

［→「そうだったのか！ 臨床に役立つ循環薬理学」Part Ⅱ-D「脂質代謝異常の薬物治療」もご参照ください］

文　献

1. Murphy AJ, Bijl N, Yvan-Charvet L, et al. Cholesterol efflux in megakaryocyte progenitors suppresses platelet production and thrombocytosis. Nat Med 2013; 19: 586-94.
2. Besler C, Heinrich K, Rohrer L, et al. Mechanisms underlying adverse effects of HDL on eNOS-activating pathways in patients with coronary artery disease. J Clin Invest 2011; 121: 2693-708.
3. Huang Y, Wu Z, Riwanto M, et al. Myeloperoxidase, paraoxonase-1, and HDL form a functional ternary complex. J Clin Invest 2013; 123: 3815-28.

7 肉食と心筋梗塞

症　例

　53歳，男性。前年12月頃から歩行時の胸背部痛を自覚していた。本年1月に入り，胸部症状はさらに増悪。1月24日，胸背部痛が持続するので近医を受診したところ，心電図にてⅢ誘導に異常Q波を認め（図40左），急性心筋梗塞の疑いで当院に救急搬送となった。来院時，胸部不快感は軽度残存していた。既往歴として糖尿病・高血圧があり，薬物療法を受けていた。生活歴は，市場で働いており，肉体労働のために肉を多く食べていた。

　来院時，血圧173/107 mmHg，脈拍81/min，身長170 cm，体重89 kg，BMI 30.7と肥満。心雑音は聴取せず。血液生化学的検査は，WBC 8,500/μl，RBC 571×10^4/μl，Hb 16.9 g/dl，PLT 23.8×10^4/μl，BUN 12.6 mg/dl，Cr 0.67 mg/dl，

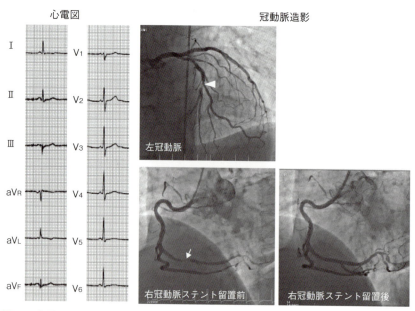

図40　心電図と冠動脈造影

Na 140 mEq/L，K 4.4 mEq/L，Cl 99 mEq/L，GOT 51 IU/L，GPT 46 IU/L，LDH 277 IU/L，CK 424 IU/L，CK‐MB 17.3 ng/ml，troponin I 2.20 pg/ml，CRP 0.32 mg/dl，TG 213 mg/dl，T‐chol 264 mg/dl，LDL‐chol 175 mg/dl，HDL‐chol 54 mg/dl，LDL‐chol/HDL‐chol 3.24，BS 191 mg/dl，HbA1c 11.1%。心電図は，Ⅲ誘導に異常Q波，Ⅱ誘導でT波平定化，Ⅲ・aV$_F$で陰性T波を認めた（図40左）。胸部X線写真では，心陰影拡大なく，肺うっ血も認めなかった。心エコー検査では，下壁に壁運動低下を認め，心内膜の輝度が上昇していた。急性心筋梗塞と診断した。

　緊急冠動脈造影を施行し，右冠動脈#3で99%狭窄（図40右の矢印），左前下行枝#7で75%狭窄（図40右の矢頭）を認めた。責任病変は右冠動脈の狭窄と判断し，引き続きステント留置術による血行再建を行った。2月3日に残枝病変である左冠動脈前下行枝#7にステントを留置。術後CKは徐々に低下していった。その後の経過に問題なく，退院となった。

病態生理から治療をどう考えるのか？

1）治療方針に至るプロセス

　本症例は糖尿病・高血圧の既往があり，薬物治療を受けていた。それでも血圧173/107 mmHg，HbA1c 11.1%であり，いずれもコントロールは不良である。それ以外にも，LDL‐chol 175 mg/dl，HDL‐chol 54 mg/dl，LDL‐chol/HDL‐chol 3.24と脂質異常症，BMI 30.7と2度の肥満がある。ちなみに肥満の重症度分類は，

　　BMI 25 〜 30　　肥満1度
　　　　30 〜 35　　肥満2度
　　　　35 〜 40　　肥満3度
　　　　≧ 40　　　　肥満4度

である。

　前年12月頃から歩行時の胸背部痛を自覚しており，その後に胸部症状の増悪を認めている。次の3つのいずれかに当てはまる場合を，不安定狭心症と呼ぶ。

　①新規発症
　②狭心症発作頻度の増加
　③狭心症の程度の増悪（より軽度の労作で狭心症発作が出現など）

　症例は前年12月時点で①，本年1月時点で③に該当することから，不安定狭心症と考えられる。不安定狭心症は，4〜6週間以内に15〜20%が心筋梗塞を発症する。この時点で医療機関を受診し，適切な治療を受けていればと思われる

ケースである。

2) 肉食と動脈硬化

　肥満とともに本症例で注目されるのが，「市場で働いており，肉体労働のために肉を多く食べていた」の1文である。肉食は心臓病に悪いというイメージがあるが，2013年1月に主張が真逆の2冊の本が出版された。1冊は「長生きしたけりゃ肉は食べるな」（若杉友子，幻冬舎），もう1冊は「肉を食べる人は長生きする」（柴田博，PHP研究所）という本である。いったいどちらがホントなのだろうか？答えはどちらもホントで，肉食が健康に良くない人と良い人がいるのである。両者を分けている機序として，腸内細菌が注目されている。

　心筋梗塞・脳卒中患者の血中では「トリメチルアミン N オキシド trimethyl-amine N-oxide（TMAO）」と呼ばれる物質が増えていることが知られている。TMAOは，HDL-cholによるコレステロールの動脈硬化巣から肝臓への輸送（これを「コレステロール逆輸送」という）を阻害する。TMAOの産生に腸内細菌叢が関与することが，2013年のNature Meidcineに発表された論文で示された[1]。

　赤肉にはカルニチンが豊富に含まれている。カルニチンといわれてもピンとこない人が多いだろうが，アミノ酸から産生されるビタミンに類似した物質である。菜食主義者を「ベジタリアン」と呼ぶことは知っている人も多いだろう。ところが，主に肉を食べる人を何と呼ぶかを知る人は少ないと思う。ライオンやトラのような肉食動物のことを「カルニボア」というが，これを流用して肉を多く食べる人もカルニボアと呼ぶ。この呼称がカルニチンからきていることからもわかるように，カルニチンは肉を代表する栄養素なのである〔リオの「カーニバル（謝肉祭）」も語源は同じらしい〕。このカルニチンが腸内でTMAとなり，さらに体内でTMAOに変換される[2]。それでは，なぜある人は肉食によって動脈硬化が惹起され，ある人は惹起されないのであろう？

　腸内細菌にも，ABO血液型と同じように型がある。腸のことをエンテロということから，これを「エンテロタイプ」と呼び，1型，2型，3型がある。エンテロタイプ1型は肉食中心の食事をとる人に多く，米国人や中国人に多いとされる。2型は，食物繊維が多く動物性タンパク質の少ない食事をとる人に多く，中南米やアフリカ人に多いとされる。3型は，炭水化物の多い食事をとる人に多く，日本人やスウェーデン人に多いとされる。ABO血液型はお母さんのおなかの中にいるときから決まっており，一生変わることはない。これに対して，エンテロタイプは比較的容易に変化する。例えば，菜食主義者が毎日3食肉食を続けると，1～2週間でエンテロタイプが1型に変わる。肉食中心の生活をしていると，肉の栄養素の代表カルニチンを栄養とする細菌が増える。これは動物の生活圏（habitat）を考えてみるとわかりやすいかもしれない。ユーカリを餌にするコア

ラは，ユーカリの多いオーストラリアに生息する。ユーカリの木が伐採されるとコアラが生息できなくなり，ユーカリの生えている別の場所に移り住む。同じように，カルニチンを餌にする細菌はカルニチンを多く摂取する人の腸内に好んで住みつき，カルニチンの摂取がなくなると途端にいなくなる。カルニチンを栄養として摂取した細菌が代謝物として排泄する物質に TMA があるのである。すなわち，エンテロタイプ1型でカルニチンを栄養素にする細菌が腸内に豊富にいる人にとっては「長生きしたければ肉は食べるな」となり，2型・3型の人にとっては「肉を食べる人は長生きする」となるのである。

このように，肉食は冠動脈リスクになる人とならない人がいて，これを分けているのが今はやりの腸内細菌のタイプなのである。

●ポイント●
肉食が心血管疾患を誘導するメカニズム
　肉食のカルニチン
　　⇒ エンテロタイプ1型の人では TMA 産生
　　　⇒ 肝臓で酸化されて TMAO
　　　　⇒ HDL-chol のコレステロール逆輸送を抑制
　　　　　⇒ 動脈硬化促進

文　献

1. Koeth RA, Wang Z, Levison BS, et al. Intestinal microbiota metabolism of L-carnitine, a nutrient in red meat, promotes atherosclerosis. Nat Med 2013; 19: 576-85.
2. Rak K, Rader DJ. Cardiovascular disease: the diet-microbe morbid union. Nature 2011; 472: 40-1.

8 食事療法無効の高 LDL コレステロール血症

症　例

　57歳，女性。4年前の12月，胸部の違和感で受診。既往歴はなし。喫煙歴・飲酒歴なし。マスターズに出場するスイマーである。家族歴では，父が心筋梗塞で死亡している。心エコー検査では，壁運動は異常なく，有意な弁膜症もなかった。トレッドミル運動負荷試験では，虚血を示唆する心電図変化はみられなかった。以上から，狭心症は否定された。

　同時に行われた血液生化学的検査で，WBC 6,300/μl, RBC 441×10^4/μl, Hb 13.5 g/dl, PLT 28.4×10^4/μl, BUN 12.8 mg/dl, Cr 0.69 mg/dl, Na 142 mEq/L, K 4.1 mEq/L, Cl 106 mEq/L, GOT 22 IU/L, GPT 17 IU/L, LDH 215 IU/L, CK 75 IU/L, CRP 0.18 mg/dl, TG 63 mg/dl, T－chol 257 mg/dl, LDL－chol 175 mg/dl, HDL－chol 65 mg/dl, LDL－chol/HDL－chol 2.69, BS 97 mg/dl, HbA1c 5.4% と高 LDL コレステロール血症を認めた。身長 159 cm，体重 53 kg，BMI 20.9 と正常範囲内。頸動脈エコーでは，頸動脈洞に厚さ 1.3 mm のプラークを認めた。四肢血圧検査では，脈波伝達速度が右 1,645 cm/s, 左 1,647 cm/s と上昇していた。

　まず食事指導などを行い，脂肪の摂取を制限してもらっていた。図 41 に治療

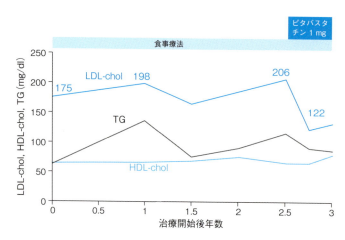

図 41　治療経過

経過を示す。

　LDL-chol値は，1年後の11月で198 mg/dl，2年後の11月で185 mg/dl，昨年5月には206 mg/dlとさらに上昇。食事療法の限界と判断し，本人を説得してスタチンを開始した。その結果，本年8月には122 mg/dlに低下した。

病態生理から治療をどう考えるのか？

1）治療方針に至るプロセス

　既往歴がないことから，心筋梗塞の一次予防として高LDLコレステロール血症の治療を行うことになる。一次予防を考える際，LDL-chol以外の主要リスク因子の数によって低リスク群（リスク因子0），中リスク群（リスク因子1〜2），高リスク群（リスク因子≧3）の3群に分類する。LDL-chol以外の主要リスク因子とは，加齢（男性≧45歳，女性≧55歳），高血圧，糖尿病（耐糖能異常を含む），喫煙，冠動脈疾患の家族歴，低HDLコレステロール血症（＜40 mg/dL），の6つである。本症例は，加齢と家族歴という2つのリスク因子があることから，カテゴリーⅡ（中リスク群）に分類される。各リスク群の脂質管理目標値を以下に示す。

　　低リスク群（リスク因子0）　　　　LDL-chol＜160
　　中リスク群（リスク因子1〜2）　　 LDL-chol＜140
　　高リスク群（リスク因子≧3）　　　 LDL-chol＜120

　本症例は中リスク群なので，140 mg/dl未満が目標値となる。頸動脈エコーでプラークがあり脈波伝導速度が上昇していることから，動脈硬化がすでに存在することが疑われる。一次予防はガイドラインではまず生活習慣の改善を行い，これでも目標値に達しない場合は薬物治療を考慮することになっているので，まずは生活習慣の改善から行っている。それにもかかわらず，LDL-cholは逆に若干上昇傾向があることから，生活習慣の改善にトライしてから1年半後にスタチン治療に踏み切り，良好なコントロールが得られた。

2）LDL-cholは遺伝性が強い！

　それでは，生活習慣の改善にもかかわらず，なぜLDL-cholが改善しなかったのだろう？　また，患者はそもそも肥満傾向がなく，喫煙・飲酒も行わず，競技アスリートであるにもかかわらず，なぜLDL-cholが高かったのだろう？　読者の方々も，健診でLDL-chol高値を指摘され外来を受信した患者から「私は太ってもいないし，喫煙・飲酒もしない。運動もするし，野菜主体の食事をしているのに，どうしてコレステロールが高いのですか？」と聞かれたことがあるのではないだろうか？　これに対する答えのヒントが，地中海で2番目に大きな島，サ

ルディーニャ島で行われた研究で示されている。

　地中海は気候がよく，地中海料理 Mediterranean diet はご存知のように心血管疾患に良い食事として有名である[1]。そのため，サルディーニャ島では人の移動が少なく，長寿で100歳以上の住民も多く，遺伝性の蓄積が強いと考えられている。そこで，サルディーニャ島の島民を対象に様々な表現型の遺伝性を調べるという研究が行われた[2]。調べた因子は，身長・体重から性格・IQ・血液検査まで，実に100以上の因子にわたる。血液検査では，遺伝性が強いものが2つあった。白血球数と LDL-chol である。LDL-chol はいかにも生活習慣の影響が強そうであるが，実は遺伝性が強い因子なのである。本症例は，父親が心筋梗塞で死亡しており，高い遺伝的背景があったと考えられる。

3) 食事におけるコレステロール摂取量と血清コレステロール値の関係

　日米ともに，食事のコレステロール摂取量と血清コレステロール値には有意な相関がないことが報告されている。以前，卵の摂取が冠動脈疾患のリスクになると考えられていた時期がある。そこで Harvard Egg Study と呼ばれる有名な研究が行われ，卵の摂取量と冠動脈疾患・脳卒中の関連が2つの前向きコホート研究で調べられた[3]。ちなみに，卵1個当たりのコレステロール含有量は213 mgとされている。

　卵摂取量を，≦1個/週，1個/週，2～4個/週，5～6個/週，≧1個/日の5群に分けて調べている。様々なリスク因子をマッチングさせた後の，各群の≧1個/週に対する冠動脈疾患発症の相対的リスクを表8に示す。卵摂取量と冠動脈疾患発症の間には有意な相関を認めていない。このことから，少なくとも1日1個までであれば，卵の摂取は冠動脈疾患のリスクにならないとの結論が導かれている。ただしサブグループ解析では，糖尿病患者に限ると，卵摂取量が増えると冠動脈疾患の割合が増えるようである。

　これに関して，欧米のセレブでは朝食で卵2個を使った目玉焼きを食べることがステータスとされているので，「1日2個の卵はどうなの？」という細かい問い

表8　卵摂取量と冠動脈疾患発症頻度の関係

	全体		糖尿病患者	
	男性	女性	男性	女性
≦1個/週	1.00	0.81	1.00	0.91
2～4個/週	1.04	0.96	1.16	1.05
5～6個/週	0.78	0.91	1.16	1.87
≧1個/日	0.93	0.78	2.02	1.49

かけがなされた。直接的な調査ではないが，卵摂取量と冠動脈疾患発症に関するメタ解析の結果が参考になると思われる[4]。他の因子を調整後の結果では，卵摂取量が増えても冠動脈疾患の相対的リスクが右肩上がりでないことから，おそらく1日に卵2個であっても問題がないのではと推測される。

　LDL-chol 値はいかにも生活習慣の影響を受けそうに考えられているが，実は生活習慣の影響を受けにくく，遺伝的な因子の影響が強い性質なのである。そのため，本症例のように生活習慣でどんなに頑張っても LDL-chol 値が高い人が出てきてしまうようである。

●ポイント●
血液検査で遺伝性が強い検査値
　白血球
　LDL-chol

文　献

1. Estruch R, Ros E, Salas-Salvadó J, et al. Primary prevention of cardiovascular disease with a Mediterranean diet. N Engl J Med 2013; 368: 1279-90.
2. Pilia G, Chen WM, Scuteri A, et al. Heritability of cardiovascular and personality traits in 6,148 Sardinians. PLoS Genet 2006; 2: e132.
3. Hu FB, Stampfer MJ, Rimm EB, et al. A prospective study of egg consumption and risk of cardiovascular disease in men and women. JAMA 1999; 281: 1387-94.
4. Keum N, Lee DH, Marchand N, et al. Egg intake and cancers of the breast, ovary and prostate: a dose-response meta-analysis of prospective observational studies. Br J Nutr 2015; 114: 1099-107.

9 スタチンと横紋筋融解症

症　例

　67歳，男性。高血圧と発作性心房細動の診断で当院に通院中であった。高血圧に対してはARB，心房細動に対してはⅠA群抗不整脈薬でコントロール良好であった。既往歴・家族歴は特記すべき事項なし。7年前の11月の血液生化学的検査で，WBC 6,400/μl，RBC 448×10^4/μl，Hb 14.3 g/dl，PLT 24.5×10^4/μl，BUN 14.0 mg/dl，Cr 0.98 mg/dl，GOT 27 IU/L，GPT 21 IU/L，LDH 195 IU/L，CK 125 IU/L，TG 81 mg/dl，T-chol 274 mg/dl，LDL-chol 176 mg/dl，HDL-chol 75 mg/dl，LDL-chol/HDL-chol 2.35，BS 89 mg/dl，HbA1c 6.3%と高コレステロール血症を指摘され，ピタバスタチン（リバロ®）1 mgを投与開始された。3年前の1月の血液生化学的検査では，TG 95 mg/dl，T-chol 214 mg/dl，LDL-chol 103 mg/dl，HDL-chol 84 mg/dl，LDL-chol/HDL-chol 1.23と，コレステロール値は正常範囲内になった。この時点でのCKは267 IU/Lと軽度上昇していた。

　本年7月24日の定期外来時に，大腿部の筋肉痛を訴えた。血液生化学的検査で，CKは14,797 IU/Lと著明に上昇，CKアイソザイムはMMが100%であった。Crは0.98 mg/dlと腎機能には影響はなかった。横紋筋融解症を疑い，ピタバスタチンを中止し，7月30日に再検査を施行。CKは439 IU/Lと低下し，大腿部痛も改善した。図42にCK値の治療経過を示す。

病態生理から治療をどう考えるのか？

1）治療方針に至るプロセス

　本症例は，LDL-cholが176 mg/dlと高値であり，スタチンで治療を開始したことでLDL-cholは103 mg/dlへ，LDL-chol/HDL-chol比は2.35から1.23へと改善したのだが，筋障害を生じたため中止せざるを得なかったケースである。筋障害の診断として重要なのが，血清CKの上昇（10倍以上）とされている。本症例では，125 IU/Lから14,797 IU/Lへと100倍以上上昇しており，横紋筋融解症が疑われる。

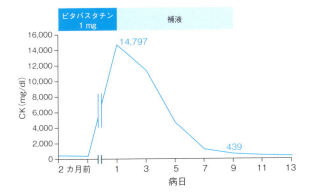

図42　治療経過

　本症例もPart II-8章の例と同様に一次予防であったことから，まずは生活習慣の改善だけで経過をみる選択肢もあったと思われる。LDL-chol値以外の主要危険因子は加齢（男性≧45歳）と高血圧の2つの中リスク群であり，LDL-cholの目標値は＜140 mg/dlとなる。ピタバスタチン1 mgの低用量から始めているが，あとから考えると，ストロングスタチンに分類されるピタバスタチンではなく，プラバスタチン（メバロチン®），シンバスタチン（リポバス®），フルバスタチン（ローコール®）から始めるのも一案であったかと思われるケースである。

2) スタチンが筋障害をもたらすメカニズム

　循環器疾患の治療薬にもいろいろな副作用があるが，なかでもスタチンによる筋障害は有名である。筋肉痛は5％，筋障害は0.1〜0.2％，横紋筋融解症は0.01％に生じるとされている。どうしてスタチンで筋障害が起こりやすいのだろうか？
　スタチンの作用機序からみてみよう。スタチンとはすなわち，コレステロール合成経路の律速段階HMG-CoAからメバロン酸への変換を修飾するHMG-CoA還元酵素の阻害薬の総称である。コレステロールの合成経路は，途中で枝分かれしてユビキノン（コエンザイムQ10）も合成する（図43）。これを含む健康食品はアンチエイジングに効果的とされて，数多く市販されている。ユビキノンはミトコンドリアの呼吸鎖で補酵素として働くが，スタチンはユビキノンが枝分かれする前のステップをブロックするので，コレステロールだけでなくユビキノンの合成も阻害し，ミトコンドリアの障害を起こす可能性があるのである。実際，コエンザイムQ10のサプリメントを服用するとスタチンの副作用を軽減するという報告もみられる。
　それでは，どうしてミトコンドリアの障害が筋障害となるのだろうか？　ミトコンドリアが特に豊富な組織は，脳と筋肉である。ミトコンドリア遺伝子の異常によって起こる病気に「ミトコンドリア脳筋症」というものがあることからもわ

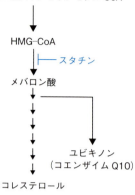

図43 コレステロール・ユビキノン合成経路とスタチン

かるだろう。脂溶性のスタチンは脳-血液関門を通過するはずなので，なぜ障害が筋に起こりやすく，脳に起こりにくいのかはわからない。最近，スタチン，特に水溶性のスタチンによる神経系の障害の報告も散見されることから，筋障害ほど目立たないが，神経性の副作用が起こる可能性が否定できないのかもしれない。

●ポイント●
スタチンによる筋障害
筋肉痛：5%
筋障害：0.1～0.2%
横紋筋融解症：0.01%

［➡「そうだったのか！ 臨床に役立つ循環薬理学」Part Ⅱ-D-2「脂質代謝異常の治療」もご参照ください］

10 ストレスと心筋梗塞発症

症　例

　75歳，男性。昨年4月の午前10時に仕事場へ出勤した頃から前胸部の痛みを自覚していた。その後も症状改善なく，次第に背部へと痛みが放散し，冷汗も伴うようになったため，当院を受診した。来院時も胸背部痛は持続しており，冷汗も認めた。心電図上，下壁誘導でST上昇を認め（図44左），急性心筋梗塞の疑いで入院となった。既往歴は，軽度の高血圧症，十二指腸潰瘍。喫煙歴はなく，飲酒は機会飲酒程度。職業は現役の弁護士で，75歳の現在でも数十の訴訟案件を抱えており，強いストレスを感じていた。家族歴はなし。

　来院時，血圧158/82 mmHg，脈拍56/min。心雑音は聴取せず。血液生化学的検査は，WBC 4,500/μl，RBC 453×10^4/μl，Hb 14.5 g/dl，PLT 12.9×10^4/μl，BUN 16.9 mg/dl，Cr 0.91 mg/dl，Na 143 mEq/L，K 4.3 mEq/L，Cl 103 mEq/L，

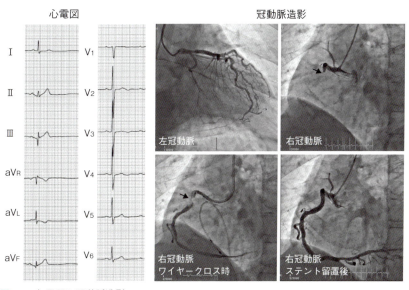

図44　心電図と冠動脈造影

GOT 22 IU/L，GPT 15 IU/L，LDH 104 IU/L，CK 145 IU/L，CK-MB 4.5 ng/ml，troponin I 35 pg/ml，CRP 0.04 mg/dl，TG 101 mg/dl，T-chol 211 mg/dl，LDL-chol 104 mg/dl，HDL-chol 96 mg/dl，LDL-chol/HDL-chol 1.08，BS 165 mg/dl（食後），HbA1c 5.9%。上記の検査では糖尿病や脂質異常症は認めず，冠危険因子は年齢と軽度の高血圧のみであった。心電図では，Ⅲ誘導で異常Q波，Ⅱ・Ⅲ・aV_FでST上昇，aV_LでST低下を認めた（図44左）。胸部X線写真では心陰影の拡大なく，肺うっ血も認めなかった。心エコー検査では，下壁の壁運動低下あり，壁厚減少はなかった。下壁の急性心筋梗塞と診断した。

　緊急カテーテル検査を施行。右冠動脈#1が完全閉塞しており（図44右の矢印），左冠動脈前下行枝から側副血行が多数出ていた。右冠動脈#1にステントを留置してTIMI 3の血流を確保。peak CK/CK-MBは517（IU/L）/74.7（ng/ml）であった。合併症なく退院となった。

病態生理から治療をどう考えるのか？

1) 治療方針に至るプロセス

　喫煙歴・過剰飲酒歴なく，脂質異常症・糖尿病・家族歴もなく，冠危険因子は軽度の高血圧と年齢のみである。脂質プロフィールは，LDL-chol 104 mg/dl，HDL-chol 96 mg/dl，LDL-chol/HDL-chol 1.08で，どちらかというと動脈硬化発症に関しては低リスクに分類される。また，狭心症の既往もない。冠動脈リスクとして強いて気にかかるとすれば，仕事上ストレスを感じていたことくらいである。では，ストレスと心筋梗塞の関係を考えてみよう。

2) ストレスと心筋梗塞の関係

　ストレスが心筋梗塞の誘因となることは，疑いのないところだろう。ストレスが心筋梗塞の誘因となることを支持する興味深い研究を2つ紹介する。

1．ICU勤務と心筋梗塞の関係

　マサチューセッツ総合病院（MGH）に勤務する29名のレジデントに対して，ICU勤務中とICU勤務時間外でストレスの程度（質問票によるストレススコア）と血中の白血球数の測定を行った研究が，2014年Nature Medicineに発表された[1]。

　ICU勤務中，ストレススコアが上がることは容易に予想できる。緊急時の対応の遅れ，判断の間違いが患者の生命を脅かすICU勤務は，どう考えてもものすごいストレスである。興味深いのは，ICU勤務により一過性に白血球数が増加していたことである。これを模倣して，動脈硬化を誘導したマウス（遺伝子操

作と食餌内容で動脈硬化が誘導できる）で慢性ストレスを加えると，ICU 勤務レジデントと同様に末梢血中の白血球数が増加する．さらに，これに伴って心筋梗塞発症の原因となるアテローム硬化巣の被膜の菲薄化がみられた．これらのことから，ストレスは白血球数の増加を介して心筋梗塞発症と関連することが示唆される．

2．サッカー W カップ観戦と心筋梗塞

　2008 年にストレスと心筋梗塞発症に関して，サッカー W カップ観戦との関連を示す面白い臨床研究が，臨床では 1～2 を争う一流誌 New England Journal of Medicine に掲載された[2]．

　ドイツ W カップが 2006 年に開催されたが，その前の 2003 年と 2005 年に W カップと同時期の 5～7 月の毎日のミュンヘンでの心血管イベント件数を調べている．2003 年と 2005 年では，心血管イベント件数の日差変動はほとんどみられない．一方，W カップの開催された 2006 年 6 月には心筋梗塞発症件数のピークがいくつかみられ，面白いことに，これらのピークはドイツチームの試合があった日と見事に一致している．さらに，ピークの高さと試合の重要性にも関係がありそうだ．そのときの W カップでドイツチームは準決勝で敗退しているのであるが，ピークが特に高いのは準々決勝のアルゼンチン戦と準決勝のイタリア戦である．アルゼンチンは，あのリオネル・メッシ選手がデビューした大会で，イタリアは同大会で優勝している．ドイツ人にもこの 2 戦が山場という意識があったのだろう．逆にピークが低いのが，予選リーグ 3 戦目（1・2 戦で決勝リーグ進出を決めている）と準決勝敗退後の 3 位決定戦である．W カップサッカー観戦がその試合の精神的ストレスの強さと相関して，心血管イベント発症のリスクとなっていたことがわかった．

3）ストレスが心筋梗塞の誘因となるメカニズム

　上記のように，ストレスが動脈硬化や心筋梗塞発症のリスクとなることが示されたが，そのメカニズムはどうなっているのだろう？　ストレスのシグナル伝達経路として，
- 「視床下部-下垂体-副腎」軸を介するグルココルチコイド分泌
- 「交感神経-副腎-延髄」軸を介するカテコラミン分泌

の 2 つがよく知られている．このどちらか，あるいは両方が関係したのだろうか？
　2014 年の Nature Medicine の論文では，慢性ストレスを与えたマウスにおける白血球数増加の原因を探るために骨髄の組織所見が調べられている[1]．すると 3 つのことが判明した．
- 骨髄造血中の造血幹細胞数が増加していること

- CXCL12と呼ばれる造血幹細胞の増殖と遊走を阻害するサイトカインの発現が減少していること
- 骨髄周囲の交感神経線維の数が増加していること

である．CXCL12は交感神経刺激により発現が減少することがすでに知られていたので，

　　交感神経線維数増加 ⇒ CXCL12発現減少 ⇒ 造血幹細胞増殖・遊走
　　　⇒ 末梢白血球数増加

というシグナルカスケードで末梢白血球数が増加したものと考えられる．ただ，なぜストレスが交感神経線維数を増加させたのかは示されていない．

　それでは次に，白血球数が増えるとなぜ心筋梗塞が進展するのだろう？ 白血球のリンパ球・好中球・単球は動脈硬化と深い関係があることがすでに知られている．単球は組織内に取り込まれるとマクロファージとなる．マクロファージは酸化LDL-cholを取り込むと泡沫化され，IL-1やTNF-αなどの炎症惹起性サイトカインを放出する．これらのサイトカインは，平滑筋の増殖・遊走を刺激し，血管内皮細胞の細胞接着因子の発現を誘導して，白血球の血管壁内への取り込みを誘導する．マクロファージはさらに，マトリックスメタロプロテイナーゼと呼ばれる蛋白分解酵素を分泌し，アテローム被膜の菲薄化をもたらす．

　このようなメカニズムで，ストレスにより増加した白血球が動脈硬化巣に遊走すると，動脈硬化の進展と不安定化を引き起こし，これが心筋梗塞の発症リスクとなると考えられる．

●ポイント●
ストレスが心筋梗塞を誘導するメカニズム
　ストレス
　　⇒ CXCL12発現減少
　　　⇒ 造血幹細胞増殖・遊走
　　　　⇒ 末梢白血球数増加
　　　　　⇒ 白血球の動脈硬化巣への遊走
　　　　　　⇒ 動脈硬化の不安定化

文　献

1. Heidt T, Sager HB, Courties G, et al. Chronic variable stress activates hematopoietic stem cells. Nat Med 2014; 20: 754-8.
2. Wilbert-Lampen U, Leistner D, Greven S, et al. Cardiovascular events during World Cup soccer. N Engl J Med 2008; 358: 475-83.

Part Ⅲ

高 血 圧

1　食塩感受性高血圧の治療方針

症　例

　78歳，女性。10年来の高血圧で，薬物療法を行っていた。カルシウム拮抗薬を服用していたが下腿浮腫により中止，ARBに変更して血圧は安定していた。高血圧に伴う合併症はなかった。夫がうっ血性心不全を発症したのを契機に自身も塩分制限を行い，血圧の低下に伴って降圧薬の投与量を減少，その1年後には降圧療法が不要になった。
　薬物療法を中止してから1年経過した現在も，血圧は上昇してこない（図45）。

病態生理から治療をどう考えるのか？

1）降圧薬の選択

　人は血圧が上がっただけでは死なない。血圧が上がったことに伴う脳梗塞・心血管イベント・腎障害などの合併症が原因で死に至る。したがって，これらの合併症を減らす選択，すなわちこれらによる死亡率を減らす選択が降圧薬の選択のポイントとなる。つまり，「降圧そのものが目標ではなく，生命予後の改善が目標」なのである。
　そこで，降圧薬選択の第1ステップでは，患者の高血圧以外の病態や背景をも

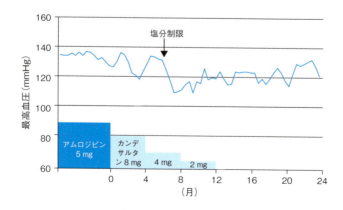

図45　臨床経過

とに降圧薬を選択する．これを「積極的適応」と呼んでいる．要点を整理すると，
- β遮断薬は心臓保護作用を目的
- 心不全患者では，まずACE阻害薬/ARB，心不全が進展したらβ遮断薬，容量負荷がある場合はサイアザイド系利尿薬
- 狭心症患者では，労作性狭心症ではβ遮断薬，血管攣縮性狭心症ではカルシウム拮抗薬
- CKD・糖尿病・メタボリック症候群では，ACE阻害薬/ARB
- 骨粗鬆症ではサイアザイド系利尿薬

そうはいっても，高血圧以外に問題がない人も少なくなく，積極適応がない人も多くいる．このような場合はどうしたらいいのだろうか？

そのヒントとなるメタ解析が2001年に発表されている[1]．これによると，降圧効果と心血管死は逆相関の関係にあることが示されている．最初に降圧薬の目標は，「降圧ではなく生命予後の改善」と力説したのだが，患者に積極的適応がない場合は，「降圧の程度が生命予後改善のよいサロゲートマーカー」となるのである．

最も降圧効果の高い薬物を選ぶことになるが，これはtry and errorしかないのだろうか？ 降圧薬治療のコントロール不良の原因について調べた興味深い研究がある．これによると，コントロール不良の原因は，最初に適切な薬剤を選択できていないことと，いったん降圧薬治療を開始すると医師も患者も安心してしまうのか細かく薬剤を変更することがない，の2つにあるようだ．すなわち，try and errorを怠ってしまうようだ．そこで，最初に適切な降圧薬を選択するうえで参考になる基礎知識をいくつかまとめてみた．

- サイアザイド系利尿薬：収縮期降圧＞拡張期降圧
  ACE阻害薬/ARB：拡張期降圧＞収縮期降圧
  カルシウム拮抗薬：収縮期降圧＝拡張期降圧
- RAA系と腎臓でのNa再吸収は負の相関があるのだが，食塩感受性ではこのバランスが崩れ，ACE阻害薬/ARBだけでは十分に降圧できない．サイアザイド系利尿薬の併用が必要になる．
- 血圧の日内変動パターン
  dipper型：(日中血圧－夜間血圧)/日中血圧＞10%(これが正常の日内変動)
  non-dipper型：(日中血圧－夜間血圧)/日中血圧＜10%
  逆dipper型：日中血圧＜夜間血圧
  モーニング・サージ：(早朝血圧－日中血圧)＞20 mmHg

夜間の血圧低下は，日中活動することによる交感神経活性化のため，
交感神経活性化⇒レニン分泌⇒RAA系活性化⇒アルドステロンによるナトリウム利尿

の経路で起こるナトリウム利尿のためと考えられている。non-dipper 型と逆 dipper 型ではナトリウム利尿が不十分と考えられるので，サイアサイド系利尿薬を選択しよう。一方，モーニング・サージには，意外な選択だが α 遮断薬を選択する。

本症例では，積極的適応がないため第 1 選択薬から選ぶこととなり，最初にカルシウム拮抗薬の併用が選択されている。ところが，下腿の浮腫が出現し，血管性浮腫を疑ってカルシウム拮抗薬を中止，ARB に変更されている。

2) 食塩感受性

食塩感受性は，「減塩により 10% 以上血圧が下がるもの」と定義される。RAA 系の活性と腎臓での Na 再吸収には正の相関があり，RAA 系の活性が高くなるとアルドステロン作用により腎臓での Na 再吸収が増加する。逆に，ACE 阻害薬・ARB・抗アルドステロン薬などにより RAA 系活性を抑制すると，Na 再吸収も減少する。食塩過剰も，ACE 阻害薬・ARB・抗アルドステロン薬によりある程度カバーできそうに思える。

実は食塩感受性では，このバランスが崩れている。ACE 阻害薬・ARB・抗アルドステロン薬などにより RAA 系活性を抑制しても，Na 再吸収は減少しない。その機序はよくわかっていないが，Henle 係蹄や遠位尿細管などでの Na 再吸収が代償性に増加するためだろうか。したがって，食塩感受性の人では，ACE 阻害薬・ARB・抗アルドステロン薬だけでは降圧作用は十分でないことが少なくない。基本は減塩だが，それがうまくいかない場合は，遠位尿細管での Na 再吸収を抑制するサイアザイド系利尿薬の併用が必要となる。本症例では，高齢女性であり，骨粗鬆症のリスクも高いことから，早期からサイアザイド系利尿薬を試みてもよかったのかもしれない。

3) 降圧薬の中止

1991 年に，「Antihypertensive therapy. To stop or not to stop？（日本語にすると，"血圧の薬：止めるべきか，止めざるべきか？"）」というタイトルのメタ解析がある[2]。この報告によると，降圧薬を内服していた人が薬を止めた後も血圧が正常に保たれている割合は，3〜74% という数値が出ている。複数の異なる研究をまとめた論文なので，データにずいぶん幅がある。それでも，少なくとも 1 つ，間違いなく言えることがある。それは，「降圧薬は絶対に一生飲み続けなくてはいけないというわけではない」ということである。

それでは，どんな人が降圧薬を止められたのだろうか？ こんなデータがある。降圧薬中止後に，体重のコントロール・塩分制限・禁酒の 3 つを行うと，4 年後の血圧も 39% の人で正常に維持されていたが，行わない人では正常の血圧の維

持率はたった5%となった。また，こんなデータもある。もともと上の血圧が140〜150 mmHg，下の血圧が90〜100 mmHgと高血圧の程度が軽度だった人に限ってみると，降圧薬中止後に血圧が正常に維持される割合が飛躍的に上がった。この高血圧がもともと軽度だったグループで，さらに降圧薬中止後に塩分制限だけでも行うと，1年後の血圧が正常に維持される人が78%，なんと5人に4人となった。これらいくつかのデータから，高血圧の薬を止めても正常血圧を維持しやすい人の特徴がみえてくる。その特徴とは次の4つである。

①もとの高血圧が軽度の人（上が140〜150 mmHg，下が90〜100 mmHg）
②正常体重を維持できた人
③食塩摂取量が少ない人
④お酒を止めた人

本症例も，③のみを満たしているが，降圧薬の中止に成功しており，塩分感受性高血圧であったものと判断される。

●ポイント●
降圧薬を中止できるポイント
  ①もとの高血圧が軽度の人（上が140〜150 mmHg，下が90〜100 mmHg）
  ②正常体重を維持できた人
  ③食塩摂取量が少ない人
  ④お酒を止めた人

文　献

1. Staessen JA, Wang JG, Thijs L. Cardiovascular protection and blood pressure reduction: a meta-analysis. Lancet 2001; 358: 1305-15.
2. Schmieder RE, Rockstroh JK, Messerli FH. Antihypertensive therapy. To stop or not to stop? JAMA 1991; 265: 1566-71.

2　降圧薬からの離脱と入院食

症　例

　78歳，女性。10年来の高血圧で薬物療法を行っていた。ARB（カンデサルタン4mg）とカルシウム拮抗薬（アムロジピン2.5mg）を併用して血圧は安定していた。高血圧に伴う合併症はなかった。医師から減塩の指示を受け，幾度となく試みていたが長続きしなかった。

　本年7月，うっ血性心不全発症により入院。入院中に減塩食をとり，また栄養指導を受けて塩分制限を行い，血圧は低下し降圧療法が不要になった。薬物療法を中止してから2年経過するが，現在も減塩食は維持され血圧も上昇してこない（図46）。

病態生理から治療をどう考えるのか？

1）治療方針に至るプロセス

　食塩感受性は，「減塩により10％以上血圧が下がるもの」と定義される（PartⅢ-1章）。本症例も，2種類服用していた降圧薬が食事療法によって不要になったことから，食塩感受性だったと後づけで考えられる。それでは，自宅で何度となく減塩を試みていたにもかかわらず長続きしなかったのに，今回入院を契機に

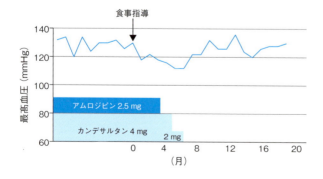

図46　臨床経過

減塩に成功したのはなぜだろう？ もちろん，心不全を発症したことにより危機感が高まったこと，専門家による栄養指導を受けたことなどが寄与したと思われるが，それ以外にも理由があるようである。

まず，塩味はどのように感知されるのだろう？ 実は，塩味を感知する分子が明らかとなったのは，意外と最近のことのようでである[1]。塩味の受容体は，腎集合管で Na 再吸収に関わる上皮型 Na チャネル endothelial Na channel (ENaC) であることが明らかとなった。抗アルドステロン薬のターゲットとなるチャネルである。高塩分食を食べていると味覚受容細胞の塩味に対する感受性が低下して，ある程度塩分を含む食事でも味が薄いと感じ，逆に低塩分食を食べていると塩味に対する感受性が上昇して，少しの塩分を含む食事でもしょっぱいと感じるようになる。これは，受容体レベルではなく，味覚神経レベルの変化で起こるようである。

ENaC は，味覚受容細胞だけでなく大腸上皮細胞にも存在する。腎集合管の ENaC は，アルドステロンにより発現が増加する。これにより心不全時に Na 再吸収量・循環血液量が増加し，Frank-Starling の法則により低心拍を代償する機転となるが，一方で，うっ血のリスクともなる。大腸上皮細胞にもミネラルコルチコイド受容体が発現し，アルドステロンにより ENaC の発現が増加する。心不全などで血中アルドステロン量が上昇している人は，腎臓からの Na 再吸収だけでなく，食事で同量の塩分を摂取しても腸からの Na 吸収量が増えているのかもしれない。すなわち，「入」は増え「出」が減るので，塩分が体の中により溜まる状態になっているのである。

●ポイント●
ENaC（上皮型 Na チャネル）
　腎臓集合管 ⇒ Na の再吸収
　大腸　　　 ⇒ Na の吸収

文　献

1. Chandrashekar J, Kuhn C, Oka Y, et al. The cells and peripheral representation of sodium taste in mice. Nature 2010; 464: 297-301.

●メモ3● 身をもって実感した食塩感受性

　筆者は，40歳代前半に4年間秋田大学に単身赴任していた時期があった。お昼は，単身赴任者が集まって仕出し弁当をとって食べていた。秋田県は，食塩摂取量が全国一多い県である。全国栄養健康統計が始まったのは昭和初期だが，その当時は秋田県の平均食塩摂取量はなんと 34 g/日もあり，多発する脳卒中を予防するため県を挙げての減塩政策がとられた。おかげで食塩摂取量は劇的に減ったが，それでも筆者が単身赴任した時期の統計をみてみると，全国平均が 11 g/日であるのに対して秋田県は 14 g/日で，やはり日本一だったようである（現在は全国平均の 11 g/日に近づいているようだが）。

　仕出し弁当も，最初のうちは一口食べただけで「あっ，しょっぱい！」と思っていたのだが，いつの間にかしょっぱいと感じなくなっていた。すると，それまでは健康診断で高血圧なんて言われたことはまったくなかったのだが，突然健康診断で高血圧と言われ，びっくりした。患者の言う「外食が多くて，なかなか減塩できません」が実感されて，自分も安易に降圧薬に飛びついた。単身赴任が終わり，東京に帰ってきても降圧薬を続けていたのだが，次の健康診断では血圧が 88/52 mmHg ということで，慌てて降圧薬を中止した。

　一緒に仕出し弁当を食べていた単身赴任者のなかにも高血圧にならなかった人がいるので，自分が食塩感受性であり，食塩感受性は人によって差が大きいこと，食塩の多い食事に味覚が簡単に順応することを，身をもって知った。

3 ACE阻害薬で生じる空咳

症　例

　78歳，男性。11年前に心房中隔欠損に対して閉鎖術を受けている。一昨年11月に，労作時の息切れを主訴に当院を受診，高度の僧帽弁閉鎖不全を認めた。利尿薬を開始し，一時息切れはよくなったが，再び労作時に認めるようになり，倦怠感は増悪した。昨年11月，うっ血性心不全で入院。本年3月に僧帽弁形成術を施行，術後経過は順調であった。

　術後から，血圧コントロール目的にACE阻害薬のイミダプリル（タナトリル®5 mg）が処方された。胸部X線写真では，肺うっ血所見や胸水貯留などの心不全所見はないものの，空咳が出ると訴えた。ACE阻害薬をARB（ブロプレス®2 mg）に変更したところ，空咳は消失した。

病態生理から治療をどう考えるのか？

1）治療方針に至るプロセス

　僧帽弁閉鎖不全症で心不全を発症し，僧帽弁形成術を行った高血圧患者である。術後心不全症状はないものの，降圧薬選択の積極的適応では心不全患者で選択するACE阻害薬/ARB・サイアザイド利尿薬・β遮断薬のなかから選ぶことが望まれる。心不全では，無症状のNYHA Ⅰあるいはリスク因子があるだけのAHA/ACCの心不全ステージ分類のstage 1からACE阻害薬/ARBの投与が推奨されること，ACE阻害薬とARBを比較するとACE阻害薬のほうが臓器保護作用が強いとされることから，ACE阻害薬の選択が妥当と考えられ，これが選択されている。

2）ACE阻害薬とARBの作用点

　RAS系では，肝臓からアンジオテンシノーゲンが分泌され，腎臓から分泌されるレニンによって切断されてアンジオテンシンⅠとなり，主に血管内皮にあるアンジオテンシン変換酵素（ACE）により切断され，活性型のアンジオテンシンⅡとなる。アンジオテンシンⅡは，主に1型のアンジオテンシンⅡ受容体（AT_1

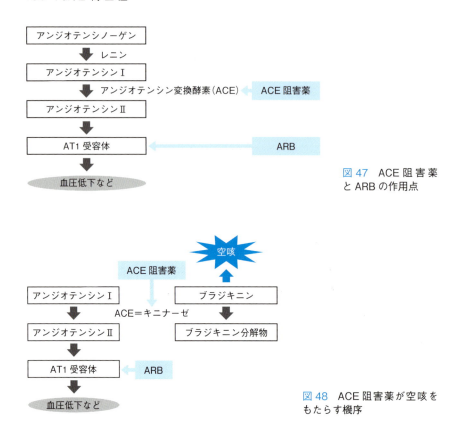

図47 ACE阻害薬とARBの作用点

図48 ACE阻害薬が空咳をもたらす機序

受容体）に結合して作用を発揮する。ACE阻害薬はアンジオテンシンⅠからアンジオテンシンⅡへの変換を阻害し，AT₁受容体阻害薬（ARB）は最終段階のAT₁受容体のレベルで阻害する（図47）。

PartⅡ-9章で，循環器薬による副作用としてスタチンによる筋障害が有名であることを説明した。同様に，ACE阻害薬による空咳も有名である。同じRAS系を抑える薬なのに，なぜACE阻害薬は空咳を副作用とし，ARBにはそれがないのだろう？

これにはブラジキニンと呼ばれるペプチド性生理活性物質が関係する（図48）。ブラジキニンはキニナーゼと呼ばれる酵素によって分解され活性を失うが，のちにキニナーゼはACEと同じ分子であることがわかった。RAS系の研究者がACEとして見つけ，ブラジキニンの研究者がキニナーゼとして別々に見つけていたものが，その後の遺伝子研究により，なんと同じものだとわかったというオチである。すると，ACE阻害薬はキニナーゼも阻害することになるので，ブラジキニンの血中濃度が高くなる。ブラジキニンは気道にある受容体を刺激するの

で，空咳が出るのである。

　間違って異物を飲み込んだときに，咳をすることで気管支や肺に入らないようにするための防衛機能がヒトには備わっている。高齢者はこの防衛機構の働きが弱くなってしまうので，「誤嚥性肺炎」にかかりやすくなってしまうのである。ACE 阻害薬には，副作用としてだが，この咳嗽反射中枢を敏感にする作用がある。高血圧で誤嚥性肺炎のリスクが高い高齢患者では，高血圧の薬を選択するときに事情が許せば，このタイプの薬を選択することが推奨されているほどだ。

　それでは，ACE 阻害薬を飲み始めて空咳が出たら，ACE 阻害薬を中止して他の薬に変えなくてはいけないのだろうか？　重要ではない副作用とはいえ，20～30%に空咳があるにもかかわらず認可が下りたことから，薬の作用のメリットがかなり大きいことが想像される。できれば継続したい薬である。服用を続けても，空咳は通常 2～3 カ月で自然になくなる。だから，日常生活に困るほどの空咳でなければ，2～3 カ月我慢してもらって処方を続けることが一般的で，別の薬に変えるのはそれからでも遅くないようだ。

> ●ポイント●
> ACE 阻害薬が空咳を副作用とするメカニズム
> 　ACE 阻害薬 ⇒ ACE（＝キニナーゼ）阻害 ⇒ ブラジキニン上昇
> 　　⇒ 咳嗽反射中枢を刺激 ⇒ 空咳

［➡「そうだったのか！　臨床に役立つ循環薬理学」Part Ⅰ-D-1「アンジオテンシン変換酵素（ACE）阻害薬」もご参照ください］

Part Ⅳ

不 整 脈

1 心房粗動治療とⅠ群抗不整脈薬

症　例

　74歳,女性。本年5月,夕方より動悸があり,23時から再度激しい動悸が出現,救急外来を受診した。既往歴として高血圧で薬物療法中。

　来院時,血圧 116/73 mmHg,脈拍 140/min。胸部X線写真では,CTR 56%と心陰影拡大,肺うっ血なし。心電図は,心房粗動,2:1房室伝導。血液生化学的検査は,WBC 9,300/μl,RBC 436×10^4/μl,Hb 13.3 g/dl,PLT 52.7×10^4/μl,BUN 20.9 mg/dl,Cr 0.8 mg/dl,Na 142 mEq/L,K 3.4 mEq/L,Cl 109 mEq/L,GOT 16 IU/L,GPT 14 IU/L,LDH 402 IU/L,CK 39 IU/L,CRP 0.2 mg/dl,TG 80 mg/dl,T-chol 145 mg/dl,BS 126 mg/dl,HbA1c 5.4%。まずは,ベラパミル(ワソラン®)5 mgとジゴキシン(ジゴシン®)0.25 mgを静脈投与し,房室伝導が4:1,心拍数が70/minと遅くなった(図49)。そのうえで,シベンゾリン(シベノール®)70 mgを静脈投与したところ,逆に1:1伝導になり血圧が80/- mmHgまで低下した(図49)。薬物的除粗動は難しいので,代わりに電気的除粗動を行った。心エコー検査では,左室壁運動は正常で,EF 64%。左房径は44 mmと軽度拡大。有意な弁膜症はなかった。

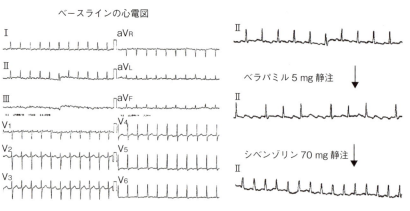

図49　ベースラインと治療時の心電図

6月，カテーテルアブレーションを施行，isthmus に block line を作成した。

病態生理から治療をどう考えるのか？

1) 心房粗動とは？

　心房粗動は，三尖弁の周囲を 250 ～ 350/min で回旋するリエントリー性不整脈である．250 ～ 350/min の心房の興奮がすべて心室に伝わることは稀で，どうしてかわからないが偶数に1回，通常は2回に1回，あるいは4回に1回，心室に伝わる．仮に心房の興奮頻度が 280/min だったとすると，心室の興奮は 140/min あるいは 70/min となる．70/min であれば正常の心拍数の範囲なので，心房の興奮経路が変化しても症状はほとんどないかもしれない．ところが，2：1伝導だと心拍数が 140/min となり，動悸や血圧低下などの症状が出現することがある．本症例は2：1伝導で 140/min の心室レートとなり，動悸の症状が出現して救急外来を受診している．

　ベラパミルとジゴキシンで房室伝導を抑制して，2：1伝導が4：1伝導となり，心室レート 70/min で症状が消失している．さらに欲を出して，心房粗動の停止を目的にⅠ群薬を投与したところ，1：1伝導となり，逆に症状が悪化した．

2) なぜⅠ群抗不整脈薬が症状を悪化させたのか？

　心房筋や心室筋などのポンプ作用をする心筋を，固有心筋（別名，作業心筋あるいは一般心筋）という．固有心筋の活動電位は Na 電流により生じる．したがって，固有心筋の不整脈の治療には通常Ⅰ群薬が有効である．その意味では，心房粗動をⅠ群薬で治療することは間違っていないように思える．

　それでは，実際に心房粗動をⅠ群薬で治療したらどうなるのかを考えてみよう．仮に，三尖弁周囲の旋回周期が 280/min の心房粗動で，この人の房室結節が 200/min まで興奮を伝えることができると仮定しよう（図 50）．すると，1：1伝導で 280/min の興奮を伝えることはできないが，2：1伝導では 140/min の興奮を伝えることはできるので，140/min の頻拍となる．ここでⅠ群薬で治療をするとどうなるだろう？　Ⅰ群薬は心房筋には作用するが，房室結節には基本的に作用しない．心房筋に十分作用して三尖弁周囲のリエントリーが停止すればよいのだが，停止せずに旋回周期だけが延長するとどうなるか？　仮に，旋回周期が遅くなり1分間に旋回できる頻度が 180 回まで低下したとしよう．Ⅰ群薬は房室結節には基本的に作用しないので，房室結節は相変わらず 200/min まで伝導することができる．したがって，房室結節が1：1伝導ができることになるので，180/min の頻拍となる．治療を行ったのに，140/min の頻拍から 180/min の頻拍へと症状が悪化してしまうケースがあり得るのだ．

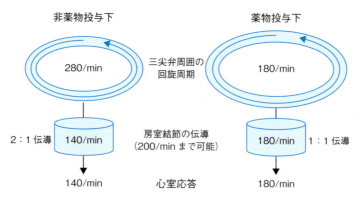

図50　心房粗動に対する薬物治療の影響

いろいろ都合の良いことを設定して書いているじゃないの，と勘ぐる読者もいるかもしれない．もちろんすべてというわけではないが，筆者にとって都合の良い（患者や当該の医師にとっては都合の悪い）ことに，このようなケースは臨床で一定の確率で遭遇すると言える程度には存在するのである．

3) 心房粗動の治療の考え方

　それでは，心房粗動はどのように治療したらよいのだろう？　心房粗動のリエントリー回路では三尖弁と下大静脈入口部の間が狭く，峡部（isthmus）と呼ばれる．心房粗動は，カテーテルアブレーションで峡部に線条焼灼を入れることにより極めて高い確率で根治するので，アブレーションを選択したいところである．本症例でも，最終的にはアブレーションで治療を行い，コントロールされている．

　とはいっても，患者全員にアブレーションを施行できるわけではない．また，アブレーションに至るまでの期間は，電気的除細動を行うか，あるいはβ遮断薬・ベラパミル・ジギタリスによるレートコントロールを行うことになる．また，どうしてもアブレーションが行えない場合も，β遮断薬・ベラパミル・ジギタリスによるレートコントロールを行う．

　本症例も，Ⅰ群薬のシベンゾリンによる治療前に，ベラパミル・ジギタリスによる治療を行い4：1伝導となっているが，このように慎重を期してもシベンゾリンにより1：1伝導となってしまったことから，心房粗動ではⅠ群薬による薬物的除粗動は極めて慎重に行うべきと思われる．

●ポイント●
　心房粗動の治療
　　カテーテルアブレーション
　　アブレーションができない場合あるいは施行までの間
　　　⇒ レートコントロール（β遮断薬・ベラパミル・ジギタリス）
　　Ⅰ群抗不整脈薬は可能な限り避ける

［➡「そうだったのか！ 臨床に役立つ循環薬理学」Part Ⅳ-B-2「Ⅰ群抗不整脈薬（Na^+チャネル遮断薬）」および Part Ⅳ-C-4「心房粗動」もご参照ください］

2 カルベジロール治療による喘息の悪化

症　例

　65歳，男性。20歳代で心房中隔欠損を指摘され，近医でフォローアップされていた。58歳頃から心房細動を併発。1年前から労作時の息切れを自覚するようになり，当院を紹介受診した。心エコー検査では，二次口欠損型の心房中隔欠損であった。心臓カテーテル検査では，Q_p/Q_s比（肺体血流比）が2.47，肺動脈圧は37/19（25）mmHgと，肺高血圧はなかった。自覚症状を伴うこと，Q_p/Q_s比が2.47であることから，手術適応と考えられた。既往歴は，19歳時に副鼻腔炎で手術。以前に気管支喘息と言われたことはあるが，現在発作はなく，治療も受けていない。

　血圧150/90 mmHg。血液生化学的検査は，WBC 5,700/μl，RBC 407×10^4/μl，Hb 13.2 g/dl，PLT 24.3×10^4/μl，BUN 19.6 mg/dl，Cr 0.89 mg/dl，Na 146 mEq/L，K 4.0 mEq/L，Cl 103 mEq/L，GOT 27 IU/L，GPT 26 IU/L，LDH 227 IU/L，CK 478 IU/L，CRP 0.05 mg/dl，TG 153 mg/dl，T-chol 142 mg/dl，LDL-chol 78 mg/dl，HDL-chol 44 mg/dl，LDL-chol/HDL-chol 1.77，BS 116 mg/dl，HbA1c 6.2%。胸部X線写真では，CTR 60%と心陰影拡大あり。肺うっ血所見と，軽度の両側胸水貯留を認めた。心電図は，心房細動，不完全右脚ブロック。本年7月に心房中隔欠損閉鎖術を行った。

　術後に心不全が遷延し，利尿薬投与が必要であった。術前から左室機能は保たれており，頻脈性心房細動が増悪因子と考えて，レートコントロール目的にカルベジロール（アーチスト®）5 mgを投与した。その結果，胸水も消失し，心不全は改善したと考えられた。しかし，労作性の息切れは改善せず，呼気延長を伴う喘鳴を聴取した。気管支喘息と考え，カルベジロールをビソプロロール（メインテート®）に変更し，β_2刺激薬とステロイドの合剤の吸入を行った（図51）。現在，息切れは改善している。

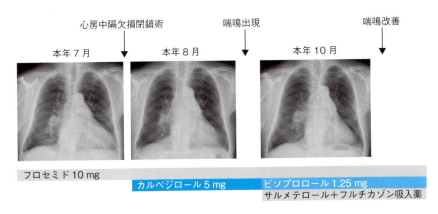

図51　臨床経過

病態生理から治療をどう考えるのか？

1）レートコントロールか，リズムコントロールか？

　まず，心房細動の治療から考えてみよう．心房細動には，心房細動そのものを洞調律に戻す治療「リズムコントロール」と，心房細動そのものはそのままで，合併症，特に頻拍による心不全を予防する治療「レートコントロール」がある．

　生命予後に対するリズムコントロールとレートコントロールの効果を比較する大規模臨床試験は数多く行われており，一定の決着がついたのではないかと思われる．そのなかでも特に有名で最も頻繁に引き合いに出される AFFIRM（Atrial Fibrillation Follow-up Investigation of Rhythm Management）試験の結果を紹介しよう．4,060 名の心房細動患者を無作為に，アミオダロン・ソタロールなどの抗不整脈薬により洞調律に戻すリズムコントロール群 2,033 名と，β遮断薬・カルシウム拮抗薬・ジギタリスの単独あるいは併用によるレートコントロール群 2,027 名に分けている．リズムコントロール群では，最低 4 週，できれば 12 週，洞調律が維持されていることを確認してから抗凝固療法を中止している．レートコントロール群では，安静時心拍数 80/min 以下，運動時心拍数 110/min 以下にコントロールし，抗凝固療法はワルファリンで PT-INR 2〜3 に維持している．5 年強のフォローアップの結果では，両群に統計学的な有意差はないが，レートコントロールのほうが死亡率が低い傾向にある（p＝0.08）．これは予想外の結果だ．リズムコントロールのほうが死亡率が高い傾向にあった理由として，リズムコントロールで洞調律を維持できていなかった患者がいるためではないかと論じられているが，このように思い通りにいかないのが実臨床の現状なのだろう．

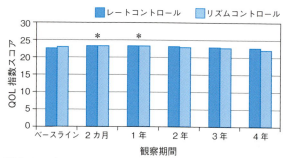

図52 QOLに対するリズムコントロールとレートコントロール。*：p＜0.05 vs ベースライン。(Jenkins LS, et al. Quality of life in atrial fibrillation: the Atrial Fibrillation Follow-up Investigation of Rhythm Management (AFFIRM) study. Am Heart J 2005; 149: 112-20, Elsevier より改変し転載)

　生命予後に対する有意差がなかったことから，「どちらの治療法を選んでもかまわない」と単純に割り切っていいのだろうか？　生命予後が変わらなければ，QOLに対する影響を考慮する必要が出てくる。QOLに対する影響を調べた臨床試験も複数あり，レートコントロールのほうがQOLを改善したもの，リズムコントロールのほうがQOLを改善したもの，両者に差がないもの，などまちまちである。ここでも，最も規模の大きいAFFIRM試験のサブ解析の結果を紹介しよう[1]。

　AFFIRM試験に参加した患者の25%を対象として，QOLを有名なSF36を含む5つの調査で，ベースライン・2カ月後・12カ月後，その後1年に1回と，4年間調査を行っている。図52にその結果を示す。2カ月後と1年後ではベースラインに比べてQOLの改善がみられるが，その後はベースラインとの間に有意差を認めていない。また，いずれのタイミングでも，リズムコントロール群とレートコントロール群の間に有意差はみられない。実際に洞調律が維持された患者とそうでない患者の間で比較しても，QOLに有意差は認められていない。

　すなわち，生命予後・QOLに対する影響の両方で，リズムコントロールとレートコントロールに有意差がなかったことから，現時点では患者背景に応じてどちらの治療法を選んでもかまわないと考えられる。

2) 心房細動のレートコントロール：ジギタリス，カルシウム拮抗薬，あるいはβ遮断薬？

　本症例ではレートコントロールが選択されている。それでは，本症例のようにレートコントロールを選択する場合，どの薬物を選択するのがいいのだろう？レートコントロールの内服薬は，ジギタリス・カルシウム拮抗薬・β遮断薬の3

択である．以前は，心不全のある心房細動におけるレートコントロールにはジギタリスがよく使われていた．ところが，ROCKET AF[2]やTREAT-AF[3]などの大規模臨床試験で心房細動にジギタリスを投与すると死亡率が高くなるという結果が相次いで発表された．また，ジギタリスは心筋細胞・交感神経・副交感神経で細胞内Ca濃度を上昇させることにより，前者では心筋収縮力の増強，後二者では交感神経・副交感神経の活性を上昇させる．このとき，低濃度から濃度の上昇に従って，

　　　副交感神経の活性化 ⇒ 心筋の収縮力増強 ⇒ 交感神経の活性化

の順番で起こる．したがって，レートコントロールに使う低用量では，副交感神経の活性化により房室伝導の抑制だけが強く出る．このことは，交感神経が緊張する運動時などの房室伝導抑制にはあまり効果がないことを意味し，QOLを考えると決して好ましいとはいえない．上記の理由で，最近では心房細動のレートコントロールにジギタリスの使用は推奨されない．

そこで，カルシウム拮抗薬かβ遮断薬かの2択に絞られる．β遮断薬は心不全に適応があるが，カルシウム拮抗薬は心不全を悪化させるので，心機能の悪い患者ではβ遮断薬，心機能正常の患者ではβ遮断薬でもカルシウム拮抗薬でもよい，と考えられる．

3) カルベジロールか，ビソプロロールか？

本邦で市販されているβ遮断薬は，実に20種類近くある．そのなかで心不全に保険適応がとれているβ遮断薬は，長い間カルベジロールだけであった．2013年にビソプロロールに対して保険適応が認められ，現在はこの2剤が心不全に使われるβ遮断薬となっている．それでは，心不全で保険適応のあるこの2剤をどのように使い分けたらよいのだろうか？

カルベジロールとビソプロロールの使い分けを考える際に，考慮する必要がある両者の違いは下記の4点である．

①血圧降下作用：カルベジロール＞ビソプロロール
②β_1受容体選択性：カルベジロール（－），ビソプロロール（＋）
③代謝経路：カルベジロール＝肝代謝，ビソプロロール＝腎代謝
④筋小胞体からのCaリークの抑制：カルベジロール（＋），ビソプロロール（－）

以上から，

・高血圧の心不全ではカルベジロール，低血圧の心不全ではビソプロロール
・気管支喘息や閉塞性動脈硬化症などβ_2受容体のブロックを避ける必要がある場合はビソプロロール
・肝障害がある人は腎代謝のビソプロロール
・腎障害のある人は肝代謝のカルベジロール

を選択する。これらの縛りがない場合は，④による不整脈・突然死予防を期待してカルベジロールを選択する。

本症例でも，利尿薬を使っているにもかかわらず血圧が比較的高めであることもあり，カルベジロールが選択されている。ところが，気管支喘息が出現したので$β_1$受容体選択的なビソプロロールに変更し，その後は気管支喘息が治まっている。以前に気管支喘息があったという患者の申し出を重視して，最初からビソプロロールを選択したほうがよかったのかもしれない。

4) ターゲットの心室レートはいくつか？

まず，なぜレートコントロールが必要なのかを考えてみよう。心房細動では，心房収縮による心室への血液流入がなくなることから，1回拍出量が減るといわれている。どの程度減るのだろう？　心エコーで，心房から心室への血液の流入は，E/A（僧帽弁のE波は心室の拡張，A波は心房の収縮により起こる）という指標の正常値が1～5といわれている。すなわち，心房から心室へ流入する血液のうち，心房の収縮による血液流入は20～50%なのである。これがなくなるので，1回拍出量は20～50%減ることが予想される。心房細動は，心不全や高血圧に合併することがしばしばある。心不全・高血圧では心室の拡張障害があり，E/A≦1であることが珍しくない。仮にE/A = 0.5とすると，1回拍出量は1/3に減ることになる。EF 75%と正常の人でも，心房細動中は25%程度になってしまうことになり，これではさすがに症状が出るはずだと合点がいく。

頻拍性心房細動では，高心室レートによりさらに左室への血液流入が減り，したがって1回拍出量が減ることから，心室レートのコントロールが必要と考えられる。ただし，心房収縮の寄与がないことから，心拍出量を維持し全身への必要酸素供給を維持するためには，洞調律よりも少し高めの心室レートにして回数で少し稼ぐ必要があるといわれている。それでは，どの程度の心室レートがよいのだろうか？　従来の心房細動ガイドラインでは，洞調律時と同程度の心拍数，

・安静時：60～80/min
・軽度運動時：90～115/min

が推奨されていたが，これはランダム化試験の結果に基づく目安ではない。ランダム化試験としては，RACE Ⅱが唯一のものである[4]。614名の持続性心房細動患者を，厳密なコントロールの安静時心拍数<80/minと，緩いコントロールの80～100/minの2群に分け，一次エンドポイント（心血管死・心不全による入院，脳卒中，全身塞栓症，出血，致死性不整脈）の出現率を最長3年間観察している。その結果は，緩いコントロール群のほうが，一次エンドポイント出現率が有意に低い傾向にあるという，予想外のものであった。また，ターゲット心拍数の達成率も，緩いコントロール群が97.7%，厳密なコントロール群が67.0%で，緩いコ

ントロール群が高い達成率を示している．したがって現在では，最初は緩いコントロールを目標にすることで十分であると考えられている．それでも症状が改善しない場合に，厳密なコントロールを目指す2段階方式がとられている．

●ポイント●

心房細動治療
- リズムコントロールとレートコントロールでは，生命予後・QOLに差なし
- レートコントロール
カルシウム拮抗薬あるいはβ遮断薬
ターゲット心拍数
⇒ まずは100/min以下
⇒ これで症状が残る場合は80/min以下

文献

1. Jenkins LS, Brodsky M, Schron E, et al. Quality of life in atrial fibrillation: the Atrial Fibrillation Follow-up Investigation of Rhythm Management (AFFIRM) study. Am Heart J 2005; 149: 112-20.
2. Washam JB, Stevens SR, Lokhnygina Y, et al. Digoxin use in patients with atrial fibrillation and adverse cardiovascular outcomes: a retrospective analysis of the Rivaroxaban Once Daily Oral Direct Factor Xa Inhibition Compared with Vitamin K Antagonism for Prevention of Stroke and Embolism Trial in Atrial Fibrillation (ROCKET AF). Lancet 2015; 385: 2363-70.
3. Turakhia MP, Santangeli P, Winkelmayer WC, et al. Increased mortality associated with digoxin in contemporary patients with atrial fibrillation: findings from the TREAT-AF study. J Am Coll Cardiol 2014; 64: 660-8.
4. Van Gelder IC, Groenveld HF, Crijns HJ, et al. Lenient versus strict rate control in patients with atrial fibrillation. N Engl J Med 2010; 362: 1363-73.

3 心房細動にみられる家族性

症　例

　36歳，男性。1年前から動悸が出現し，息苦しくなる発作が起こるようになった。近医で発作性心房細動と診断された。現在は薬物療法を受けているが，薬を飲み忘れると不整脈が起こる。既往歴はなし。
　内分泌学的検査では，甲状腺機能は正常であった。心エコー検査では，心機能は正常で，有意な弁膜症もなかった。運動負荷心電図では，虚血を示唆する所見はなかった。若年発症の心房細動であり，問診から家族に心房細動が集積していることが明らかになった。家系図を示す（図53）。父方の家系が3代にわたって心房細動に罹患しており，父親やその兄弟はともに40歳代で発症している。

病態生理から治療をどう考えるのか？

1）心房細動の遺伝因子

　心房細動は，従来は心臓弁膜症・心不全・心筋梗塞・心肥大などの心病態の末期に発症する疾患との捉え方が一般的であり，家族性や遺伝性などはあまり関与しないとされていた。近年，高血圧・糖尿病などの生活習慣病といわれ多くの環境因子が発症に関与する疾患においても患者が蓄積する家系とそうでない家系があることから，遺伝的要因の関与が示唆されている。すなわち，このような生活習慣病は遺伝因子と環境因子の両者が共存することにより起こると考えられるようになってきた。
　心房細動も同様であり，不整脈専門診療科を受診した心房細動患者の5％，他

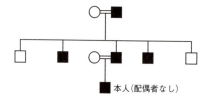

図53　家系図。■：男性，心房細動あり，□：男性，心房細動なし。○：女性，心房細動なし。

の心疾患を伴わない孤発性心房細動患者に限ると15%に，家族歴が存在する[1]。Framingham Offspring 研究では，片親が心房細動である場合は1.85倍，両親が心房細動である場合は3.23倍，心房細動に罹患しやすくなっている[2]。

　それでは，心房細動にはどの程度の遺伝性があるのだろうか？ 双生児で疾患発症の一致率を1卵性双生児と2卵性双生児で比較する双子研究というものがコモン疾患の遺伝性の算出に使われる。疾患発症のバラツキ（VAR）には，環境的バラツキ（E^2），遺伝的バラツキ（Q^2），基盤となるバラツキ（A^2）があり，1卵性双生児の遺伝子は同一なので遺伝的バラツキがない。そこで，1卵性双生児のバラツキ（VAR_{MZ}）と2卵性双生児のバラツキ（VAR_{DZ}）はそれぞれ，

　　$VAR_{MZ} = A^2 + E^2$
　　$VAR_{DZ} = A^2 + E^2 + Q^2$

となり，

　　$Q^2 = VAR_{DZ} - VAR_{MZ}$
　　遺伝性 $= (VAR_{DZ} - VAR_{MZ}) / VAR_{DZ}$

という計算により，コモン疾患の遺伝性を求めることができる。デンマークで行われた双子研究によると，心房細動の遺伝性は62%と算出されている[3]。様々な心病態に合併する環境的リスクが大きいと思われていた心房細動が，実は思った以上に遺伝的リスクの関与が強い疾患だったのだ。

2）コモン疾患の遺伝性

　心房細動のようなコモン疾患の遺伝性は，どのようなメカニズムで規定されているのだろう？ ヒトの遺伝子は約30億塩基対から成り立っている。これらがすべて同じではなく，人類全体で調べるとこれまでに約3000万の塩基対の違い，すなわち1%の違いが報告されている。これを「遺伝子多型」と呼ぶ。遺伝子多型は年々増えているので，数年後にはまた違った数値になっていると思われる。これは人類全体で調べた数だが，1人1人はどのくらい遺伝子多型をもっているのだろうか？ これは報告によってまちまちであるが，最大で300万個くらい，すなわち遺伝子多型の10%，全塩基対の0.1%の遺伝子多型を有するとされている。

　遺伝子多型の塩基対には，頻度の高い野生型と頻度の低い多型がある。この多型の頻度も，少ないものから多いものまで様々である。図54は，遺伝子多型の出現頻度（アレル頻度）を横軸に，遺伝子多型の表現型への影響（疾患であれば非罹患者に対するオッズ比）を縦軸にプロットしたものである。表現型への影響が大きい遺伝子多型は種の反映にとって不利なので出現頻度が低く，表現型への影響が小さい遺伝子多型は一定の出現頻度を示す。すなわち，遺伝子多型の出現頻度と表現型への影響は，逆相関の関係にある。ダーウィンの進化論の種の選択

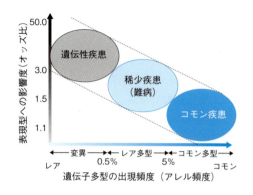

図 54　アレル頻度とオッズ比の関係

の原理である。

　遺伝子多型はその出現頻度によって違った呼び方をされることがあり，出現頻度が 0.5％ 以下のものを変異，0.5％ 以上のものを遺伝子多型と呼ぶ。遺伝子多型のなかでも，5％ 以上のものをコモン多型，0.5 〜 5％ のものをレア多型と呼ぶ。変異によって起こる疾患がいわゆる遺伝性疾患で，筋ジストロフィ症や肥大型心筋症などがこれにあたる。一方，心房細動のようなコモン疾患はコモン多型によって起こると考えられている。これをコモン疾患コモン多型 common disease common variant（CDCV）仮説と呼ぶ。

　図 54 のオッズ比からわかるように，1 つ 1 つの遺伝子多型の疾患発症に対するオッズ比はせいぜい 1.5 どまりで，それほど強くない。ところが，1 つのコモン疾患にこのような疾患に関係する遺伝子多型が多数見つかっている。心房細動では 20 弱程度であるが，心筋梗塞では 50 以上，糖尿病では 200 以上見つかっている。例えば，わかりやすいように心房細動感受性遺伝子多型が 20 あると仮定しよう。遺伝子は 1 対，2 個あるので，遺伝子多型は最小 0，最大 40 となる。ただ，現実には遺伝子多型が 0 の人も 40 の人もいない。だいたい中央値が 20，σ が 5 の正規分布をしている（図 55）。遺伝子多型の数が $+2\sigma$ の 30 以上の家系は

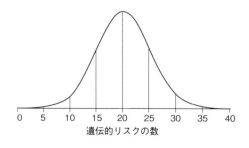

図 55　遺伝的リスクの分布

心房細動家系と考えることができる。遺伝的リスクの最も少ない人と最も多い人を比べると，心房細動に罹患する確率が約10倍程度高くなる。本症例の家系も，遺伝的リスクの高い心房細動家系だったと考えられる。

●ポイント●
心房細動の遺伝性
  心房細動患者の5%，孤発性心房細動患者に限ると15%に家族歴
  ・片親が心房細動である場合は1.85倍，両親が心房細動である場合は3.23倍，心房細動に罹患しやすい
  ・双子研究では心房細動の遺伝性は62%

[→「そうだったのか！ 臨床に役立つ心血管ゲノム医学」Part Ⅲ-B「コモン心血管疾患と遺伝的リスク」もご参照ください]

文　献
1. Dries DL, Exner DV, Gersh BJ, et al. Atrial fibrillation is associated with an increased risk for mortality and heart failure progression in patients with asymptomatic and symptomatic left ventricular systolic dysfunction: a retrospective analysis of the SOLVD trials. Studies of Left Ventricular Dysfunction. J Am Coll Cardiol 1998; 32: 695-703.
2. Fox CS, Parise H, D'Agostino RB Sr. Parental atrial fibrillation as a risk factor for atrial fibrillation in offspring. JAMA 2004; 291: 2851-5.
3. Christophersen IE, Ravn LS, Budtz-Joergensen E, et al. Familial aggregation of atrial fibrillation: a study in Danish twins. Circ Arrhythm Electrophysiol 2009; 2: 378-83.

4 心房細動に合併する心原性脳塞栓

症　例

　64歳，女性．3年前の1月に入ってから，息苦しいような感じがあった．1月8日21時過ぎに，出先から帰る途中で呼吸苦がさらに強くなったため，救急要請した．既往歴は高血圧で，薬物療法中．

　来院時，血圧 203/88 mmHg，脈拍 88/min，SpO_2 99%（6L 酸素投与下）．両下肺野に coarse crackle を聴取した．胸部X線写真では，CTR 60% と心陰影拡大，肺うっ血著明．心電図は，洞調律，左室肥大．血液生化学的検査は，WBC 13,700/μl，RBC 473×10^4/μl，Hb 14.1 g/dl，PLT 34.3×10^4/μl，BUN 19.7 mg/dl，Cr 0.53 mg/dl，Na 139 mEq/L，K 3.5 mEq/L，Cl 102 mEq/L，GOT 46 IU/L，GPT 42 IU/L，LDH 413 IU/L，T-Bil 1.1 mg/dl，CK 98 IU/L，CRP 0.4 mg/dl，BNP 221 pg/ml，TG 77 mg/dl，T-chol 220 mg/dl，LDL-chol 124 mg/dl，HDL-chol 86 mg/dl，LDL-chol/HDL-chol 1.44，BS 144 mg/dl，HbA1c 5.3%．心エコー検査では，左室壁運動正常，LVEF は 60% と保たれていた．mild-moderate AR の合併を認めた．CS1，Nohria-Stevenson 分類 wet & warm の急性左心不全と診断した．

　カルペリチド 0.05γ とフロセミドを投与開始．心不全加療中に，発作性心房細動が断続的に出現していた．ヘパリンで抗凝固療法を行っていたが，治療域には到達していなかった翌朝8時45分，看護師が左上肢と左顔面の麻痺に気づいた．意識レベルは JCS で3．頭部 CT では明らかな所見はなかったものの，MRI 拡散強調像で右被殻に高信号領域を認めた．MR 血管撮影では，左中大脳動脈の側枝が途絶しており，脳塞栓と考えられた（図56）．t-PA による血栓溶解療法を行い，麻痺はほぼ改善．その後，継続して心不全加療を行った．

病態生理から治療をどう考えるのか？

1）心房細動と脳卒中

　心房細動で脳卒中を合併しやすいことはよく知られている．心房細動患者に抗凝固療法を行わなかった場合，1年間に約5%が脳卒中を合併する．もちろん，

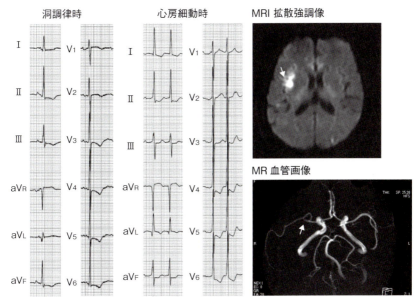

図 56　心電図と MRI

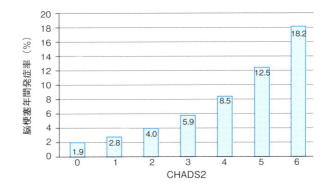

図 57　CHADS2 スコアと脳梗塞発症頻度の関係

すべての心房細動患者で同じように年 5% 脳卒中を合併するわけではなく，合併しやすい人と合併しにくい人がいる．このリスクを点数化するのが CHADS2 スコア，あるいは CHA2DS2-VASc スコアである．

図 57 は，抗凝固療法を行わなかった場合の CHADS2 スコアごとの年間脳卒中発症率を示したものである．おおまかにみて，CHADS2 スコアの点数の約 2 倍の年間脳卒中発症率があるとされている．本症例は心不全と高血圧があることから，CHADS2 スコアは 2 となる．したがって，抗凝固療法を行わなければ年間脳卒中発症率は約 4% と考えられる．ガイドラインによると，CHADS2 スコ

ア2以上は抗凝固療法の適応があるとされ，本症例でも入院中であるのでヘパリンにより治療が行われている。

2) 心房細動で脳卒中が起こる理由

それでは，心房細動で脳卒中が起こるのはなぜだろう？ 血栓には大きく分けて，血小板が主体の血小板血栓と，フィブリンが主体のフィブリン血栓がある。血小板血栓は血流の速い動脈で起こりやすく，フィブリン血栓は血流の遅い静脈で起こりやすいとされている。心房細動も血流が遅いのでフィブリン血栓が主体となる。

では，どうして血流が遅いと凝固系が活性化されるのだろう？ 血液が停滞すると血栓が形成されやすくなることは，臨床医学的な見地からはずいぶん古くから知られている事実だ。しかし，その理由が明らかになったのは21世紀に入ってからである。理化学研究所の貝原真博士らは，凝固因子に血液を加えると血栓ができることを観察していた。血液から血小板を除いても血栓ができるので，血小板血栓ではなくフィブリン血栓ができたと考えられる。そこで，様々な生化学実験を行った結果，最初に活性化される凝固因子が第Ⅸ因子であること，第Ⅸ因子を活性化する酵素は赤血球膜に存在するエラスターゼであることが明らかになった[1]。赤血球が停滞すると，血管壁にある凝固因子Ⅸを活性化して，一連の凝固カスケードが走り，フィブリン血栓ができるのである。

貝原博士のグループは，続いて第Ⅸ因子を活性化する要因を様々探索し，遅い血流に加えて，妊娠女性・糖尿病患者・高齢者などで赤血球膜エラスターゼによる第Ⅸ因子の活性化が増強されることを見出した。これはとても重要な示唆に富んでいる。心房細動患者で心原性脳塞栓のリスク評価に使われるCHADS2あるいはCHA2DS2-VAScスコアでは，算定項目に遅い血流の原因となる心不全・年齢・糖尿病・女性などが含まれており，CHADS2あるいはCHA2DS2-VAScスコアのかなりの部分が，実は「赤血球膜エラスターゼ誘導性第Ⅸ因子の活性化」の起こりやすさを反映した指標のようである。

3) 発作性心房細動における脳卒中の合併頻度

本症例は，発作性心房細動における脳卒中の合併例と考えられる。慢性心房細動と発作性心房細動では，脳卒中の合併頻度はどのくらい違うのだろうか？ 非弁膜症性心房細動患者において，アスピリンとクロピドグレルの抗血小板薬2剤併用療法と，ワルファリンを用いた抗凝固療法による脳卒中予防効果を比較した，ACTIVE W試験というものがある[2]。読者もご存知のように，ワルファリン治療のほうが優位という結果が出て，心房細動の脳卒中予防は抗凝固療法ということが常識となるきっかけの1つとなった研究だ。このACTIVE W試験のサブ解

析で，慢性心房細動患者と発作性心房細動患者における脳卒中発症頻度の比較が行われた[3]。患者背景では，発作性心房細動群では慢性心房細動群に比して，若年患者，心房細動歴が短い，高血圧が多い，心不全・糖尿病が少ない，CHADS2スコアが低いといった傾向があった。したがって，患者背景が違うなかでの比較である。その結果，発作性心房細動と慢性心房細動では脳卒中の発症頻度に差がみられなかった。

発作性心房細動群においてCHADS2スコアが低かったにもかかわらず脳卒中の割合が同じだったのには，理由があるようだ。抗凝固療法が，慢性心房細動では79.5％に行われていたのに対して，発作性心房細動では64.8％にしか行われていなかった。いずれにしても，発作性心房細動においても脳卒中合併頻度は高く，抗凝固療法が必要であることが示唆される。

4）心房細動の持続時間と脳卒中発症

それでは，発作性心房細動がどのくらい持続すると脳卒中を発症するのだろうか？ 動物実験では，心房細動が3時間持続すると左房内に血栓ができ始めるという報告があるが，実臨床でも3時間程度で脳卒中が起こり始めるのだろうか？

発作性心房細動のうち，約30％は無症候性だとされている。これを，サブクリニカル心房細動（SCAF）と呼ぶ。SCAFでペースメーカを植込んでいた患者

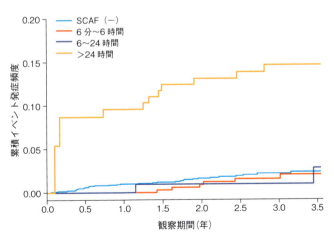

図58 心房細動の持続時間と脳梗塞発症頻度の関係（Van Gelder IC, et al. Duration of device-detected subclinical atrial fibrillation and occurrence of stroke in ASSERT. Eur Heart J 2017; 38: 1339-44. doi: 10.1093/eurheartj/ehx042. Translated and reprinted with permission of Oxford University Press on behalf of the European Society of Cardiology. OUP and the ESC are not responsible or in any way liable for the accuracy of the translation. Furukawa T is solely responsible for the translation in this publication）

2,580名において，脳卒中が起きたときの心房細動の持続時間をペースメーカメモリーから調べた ASSERT という臨床試験がある[4]。その結果を図 58 に示す。明らかに 24 時間が境となり，それ以上とそれ以下で脳卒中の発症頻度がはっきりと分かれている。これによって，「1 日以上持続する心房細動は脳卒中のリスク」というのが現時点での理解となっている。

> ●ポイント●
> 心房細動の心原性脳塞栓
> 　無治療であれば年間に 5％
> 　発作性心房細動と慢性心房細動では，心原性脳塞栓の頻度に差がない
> 　心房細動が 24 時間以上持続すると，頻度が明らかに増加する

[→「そうだったのか！ 臨床に役立つ循環薬理学」Part V-B「凝固系と抗凝固薬」および Part V-D「血栓塞栓症の治療」もご参照ください]

文　献

1. Iwata H, Kaibara M, Dohmae N, et al. Purification, identification, and characterization of elastase on erythrocyte membrane as factor IX–activating enzyme. Biochem Biophys Res Commun 2004; 316: 65-70.
2. Healey JS, Hart RG, Pogue J, et al. Risks and benefits of oral anticoagulation compared with clopidogrel plus aspirin in patients with atrial fibrillation according to stroke risk: the atrial fibrillation clopidogrel trial with irbesartan for prevention of vascular events (ACTIVE-W). Stroke 2008; 39: 1482-6.
3. Hohnloser SH, Pajitnev D, Pogue J, et al. Incidence of stroke in paroxysmal versus sustained atrial fibrillation in patients taking oral anticoagulation or combined antiplatelet therapy: an ACTIVE W Substudy. J Am Coll Cardiol 2007; 50: 2156-61.
4. Van Gelder IC, Healey JS, Crijns HJGM, et al. Duration of device-detected subclinical atrial fibrillation and occurrence of stroke in ASSERT. Eur Heart J 2017; 38: 1339-44.

5 心房細動治療としての肺静脈隔離術

症　例

　76歳，女性。7～8年ほど前に発作性心房細動と診断された。それ以降，種々の抗不整脈薬を服用していたが，コントロールは良好ではなかった。はじめはプロパフェノンを試され，フレカイニドに変更，その後ピルジカイニドになり，さらにフレカイニドに戻った。本年6月27日にカテーテル肺静脈隔離術目的に紹介となった。既往歴は，気管支喘息，脂質異常症。

　来院時，血圧132/72 mmHg。心音正常，過剰心音・心雑音なし。血液生化学的検査は，WBC 5,600/μl，RBC 408×10^4/μl，Hb 12.8 g/dl，PLT 27.9×10^4/μl，BUN 13.4 mg/dl，Cr 0.72 mg/dl，Na 143 mEq/L，K 4.3 mEq/L，Cl 104 mEq/L，GOT 27 IU/L，GPT 16 IU/L，LDH 174 IU/L，CK 90 IU/L，CRP 0.03 mg/dl，BNP 33 pg/ml，TG 106 mg/dl，T-chol 185 mg/dl，LDL-chol 106 mg/dl，HDL-chol 63 mg/dl，LDL-chol/HDL-chol 1.81，BS 89 mg/dl，HbA1c 5.5%。胸部X線写真では，CTR 45%と心陰影拡大なし。心電図は正常。心エコー検査では，左室壁運動正常，LVEFは74%，左房径35 mmと拡大はなかった。また，有意な弁膜症は指摘されなかった。7月13日カテーテル肺静脈隔離術 PV isolation（PVI）を行った（図59）。

　術後はフレカイニドを中止しているが，心房細動発作は起こしていない。

病態生理から治療をどう考えるのか？

1）リズムコントロール：抗不整脈薬か，カテーテルアブレーションか

　生命予後に対するリズムコントロールとレートコントロールの効果を比較する大規模臨床試験は数多く行われており，一定の決着がついたことはPart Ⅳ-2章で説明した。そこで紹介した症例ではレートコントロールを選択していたが，本症例ではリズムコントロールが選択されている。

　リズムコントロールには，抗不整脈薬によるリズムコントロールと，アブレーションによるリズムコントロールがある。AHA/ACCにより出されているガイドラインでは，少なくとも1つの抗不整脈薬によるリズムコントロールを試み，

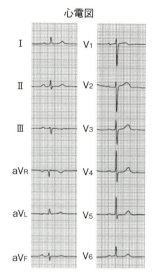
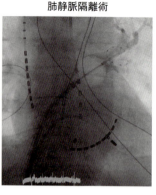

図 59　心電図と肺静脈隔離術

これが無効であったときにはじめてアブレーションが適応となる。本症例ではプロパフェノン・ピルジカイニド・フレカイニドと 3 種類の抗不整脈を試しているが，心房細動を予防できずにアブレーション治療に変更しており，ガイドラインに従った選択となっている。

　カテーテルアブレーションの有効性については，抗不整脈薬とアブレーションによる洞調律維持率の比較がさかんに行われ，2009 年にメタ解析の結果が Circulation：Arrhythmia and Electrophysiology に発表された[1]。平均 14 カ月という短いフォローアップの結果であることが気がかりであるが，抗不整脈薬による治療では主にアミオダロンが使われ，洞調律維持率は 52％ だった。一方，アブレーションは，単一セッションでは洞調律維持率 57％，複数回セッションでは 71％ だった。この短期間のフォローアップでは，アブレーションのほうが抗不整脈薬よりも洞調律維持率が高いという結果になっている。

2）カテーテルアブレーションとレートコントロールでは？

　Part Ⅳ-2 章で AFFIRM 試験の結果を引用して「リズムコントロールとレートコントロールでは有効性に差がない」と記したが，両者を比較した大規模臨床試験はいずれも抗不整脈薬によるリズムコントロールを使った調査であり，実は抗不整脈薬より効果の高いアブレーションによるリズムコントロールとレートコントロールの比較はまだ発表されていない。したがって，このどちらを選択すべきかの決着はまだついていないことになる。

現在（2017年時点），CABANA（Catheter Ablation Versus Antiarrhythmic Drug Therapy for Atrial Fibrillation）およびEAST（Early Therapy of Atrial Fibrillation for Strok Prevention trial）というアブレーションによるリズムコントロールとレートコントロールで予後を比較する大規模臨床試験が走っている。これらの結果が公表されたら，心房細動治療のガイドラインに新しい変化があるかもしれない。

●ポイント●
心房細動のカテーテルアブレーションの適応
　少なくとも1つの抗不整脈薬を試み，これが無効であったとき
洞調律維持率（短期結果14カ月）
　抗不整脈薬（アミオダロン）⇒ 52%
　アブレーション ⇒ 単一セッション57%，複数回71%

［➡「そうだったのか！ 臨床に役立つ不整脈の基礎」Part Ⅱ-J「アブレーション，デバイス治療と抗不整脈薬」もご参照ください］

文　献
1. Calkins H, Reynolds MR, Spector P, et al. Treatment of atrial fibrillation with antiarrhythmic drugs or radiofrequency ablation: two systematic literature reviews and meta-analyses. Circ Arrhythm Electrophysiol 2009; 2: 349-61.

6 不整脈原性右室心筋症の発生学的理解

症　例

　56歳，男性。20年前に健診で心拡大を指摘されていた。4年前，4月20日頃から感冒様症状があり，4月26日午後から胸部不快感・嘔気などが出現。翌日未明に嘔気・全身倦怠感にて他院を受診，心室頻拍にて同院で入院加療となった。心室頻拍（図60）は左脚ブロック型の下方軸であり，電気ショックにて洞調律に回復した。5月8日，精査加療目的で当院入院となった。

　血圧130/90 mmHg。心音正常，過剰心音・心雑音なし。血液生化学的検査は，WBC 5,700/μl，RBC 519×10^4/μl，Hb 15.9 g/dl，PLT 21.6×10^4/μl，BUN 14.9 mg/dl，Cr 0.91 mg/dl，Na 140 mEq/L，K 4.0 mEq/L，Cl 102 mEq/L，GOT 30 IU/L，GPT 20 IU/L，LDH 149 IU/L，T-Bil 1.3 mg/dl，CK 202 IU/L，CRP 0.2 mg/dl，BNP 107 pg/ml，TG 118 mg/dl，T-chol 231 mg/dl，LDL-chol 140 mg/dl，HDL-chol 51 mg/dl，LDL-chol/HDL-chol 2.74，BS 95 mg/dl，HbA1c 5.2%。胸部X線写真では，CTR 55%と心陰影拡大。心電図は，洞調律，1度房室ブロック，右室肥大。V$_1$誘導でQRS内にノッチを認め，S波の立ち上がりが緩やかであった。V$_1$〜V$_5$で陰性T波（図61左）。心エコー検査では，右室の拡張および壁運動低下を認め，また左室壁運動低下も伴っていた。LVEF 37%，右室径41 mm，軽度三尖弁逆流，右室収縮期圧30 mmHg（図61右）。

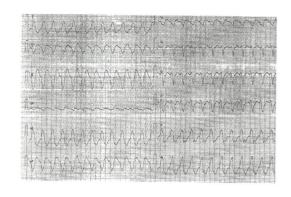

図60　心室頻拍時の心電図

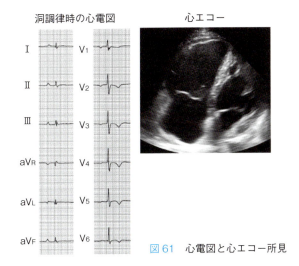

図61　心電図と心エコー所見

　心臓MRI検査では，心尖部中隔に脂肪変性を認めた．上記の結果から，不整脈原性右室心筋症と診断した．

　心室頻拍に対して，まず5月6日にカテーテルアブレーションを行った．三尖弁輪後下壁側に低電位領域，同部位に遅延電位を認め，カテーテル刺激によって心室頻拍が発生したため，続けてアブレーションを施行，心室頻拍は停止した．その後，誘発しても心室頻拍は出現しなかった．

　本年3月，長期予後を考え，植込み型除細動器を植込んだ．

病態生理から治療をどう考えるのか？

1）診断に至るプロセス

　本症例は心室頻拍で病院を訪れており，心室頻拍は左脚ブロック型下方軸である．左脚ブロック型であることから右室から起こっていること，下方軸であることから上方から起こっていることが推測される．このタイプの波形の心室頻拍は，すべてとはいわないが多くは右室流出路起源と考えられる．胸部X線写真で心陰影拡大，心エコー検査で右室の拡張および壁運動低下，心電図では右室肥大と右側胸部誘導のQRS幅延長（＝伝導遅延）を認めることから，不整脈原性右室心筋症が疑われる．

　心筋生検を行っていないので確定診断とはいえないが，心臓MRI検査で心尖部中隔に脂肪変性を認めることからも，不整脈原性右室心筋症と診断して問題はないケースである．

2）なぜ右室流出路に病変が起こりやすいのか？

　不整脈原性右室心筋症がなぜ右室流出路に起こりやすいかを理解するためには，心臓の発生を少し勉強する必要がある．

　魚類は鰓呼吸を行い，その心臓は1心房1心室からなる．哺乳類は肺呼吸を行い，その心臓は2心房2心室である．すなわち，生物が陸生化し肺呼吸をするにあたって肺循環が必要となり，1つの心房と1つの心室が新しく付け加わり2心房2心室の心臓となったのだ．魚類の心臓は，「第1心臓予定領域」と呼ばれる中胚葉領域から派生する．哺乳類になって新しく1心房1心室を付け加える必要が生じたとき，第1心臓予定領域だけではまかないきれず，新しく「第2心臓予定領域」という中胚葉の領域が拡大した．第2心臓予定領域からの心筋細胞は心臓の端に加わる．心房であれば心耳以外の部分，心室であれば右室流出路が第2心臓予定領域由来の心筋からなる．

　実は多くの心臓の疾患が第2心臓予定領域，あるいは第1心臓予定領域と第2心臓予定領域の接合部分から生じる．例えば，先天性心疾患の2/3は両者の接合部分に生じる．第2心臓予定領域から生じる疾患は，発生学者により「第2心臓予定領域病」と総称される．不整脈原性右室心筋症は第2心臓予定領域病の一種であり，したがって右室流出路に起こりやすいのである．

3）なぜ脂肪変性？

　不整脈原性右室心筋症の特徴的病理像は脂肪変性である．どうして脂肪変性が起こるのだろう？　これは，心臓が中胚葉からできることが関係する．

　中胚葉は筋肉・骨など様々な組織に分化する．このとき，未分化な中胚葉細胞が特定の分化を遂げてそれぞれの組織になる．第1心臓予定領域の中胚葉細胞は，発生の比較的早い段階（ヒト胎生17日）に短時間（約12時間）で心筋細胞に一気に分化する．一方，第2心臓予定領域の中胚葉は，これに遅れて数日かけて心筋細胞に分化する．このため，第2心臓予定領域由来の心筋細胞には可塑性が残っていて，何かの拍子に心筋細胞以外の中胚葉性の細胞，例えば線維芽細胞や脂肪細胞に変化しやすいのではないかと推測される．

　次に，第2心臓予定領域が心筋細胞に分化するプロセスは，中胚葉系の未分化な細胞（これを「間葉系幹細胞」と呼ぶ）を経て行われる．間葉系幹細胞を何もせずに培養していると，自動的に脂肪細胞へと分化する．すなわち，間葉系幹細胞は，デフォルトでは脂肪細胞に分化するようにプログラムされていると考えることができる．発生段階では，間葉系幹細胞に様々なシグナルが入ることによって心筋細胞・骨細胞・平滑筋細胞など様々な中胚葉性の細胞に分化するプログラムに書き換えられるのであるが，心筋細胞への分化にはWntと呼ばれる液性因子が働く．不整脈原性右室心筋症では，この脂肪細胞分化のプログラムから心筋細

胞分化のプログラムへの書き換えに異常が生じるので，デフォルトの脂肪細胞への分化に戻ってしまい，脂肪変性が起こりやすくなるのである．

4) 病態の左室への波及

本症例は，左室の壁運動の低下，LVEF の低下など，病変が右室流出路に限局していないことが示唆される．最近，植込み型除細動器（ICD）などにより不整脈の管理が進歩したため，進行した不整脈原性右室心筋症の患者をみることが珍しくはなくなった．すると，左室にも病変が進展することが少なくないことがわかってきた．また，少数ではあるが，左室優位に起こってくる不整脈原性右室心筋症類似の病態もある．これらは，左室流出路や左室後壁など，左室にも右室流出路と発生が類似する組織があるためだろうか？ 第2心臓予定領域由来の心筋細胞であることを示すマーカーの *Islet1* と呼ばれる分子が発現した細胞を追跡する実験により，左室にも第2心臓予定領域の細胞が島状に存在することが示された（図62）[1]．左室優位の不整脈原性右室心筋症は，左室に点在する第2心臓予定領域由来の心筋細胞から起こることが推測される．

●ポイント●
不整脈原性右室心筋症
　第2心臓予定領域起源の心臓から生じる．
　第2心臓予定領域起源の心筋は可塑性が強い．
　特に脂肪細胞への分化が誘導されやすく，これが脂肪変性が多い理由と考えられる．

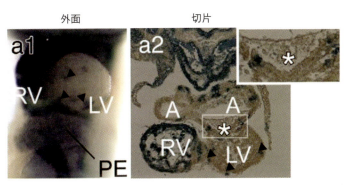

図62　第2心臓予定領域マーカー *Islet1* 発現細胞の追跡実験．マウス胎生9.5日の心臓で，Islet1 発現細胞を LacZ で同定．▲は左室における Islet1 発現細胞．（Ma Q, et al. Reassessment of Isl1 and Nkx2-5 cardiac fate maps using a Gata4-based reporter of Cre activity. Dev Bio 2008；323：98-104, Elsevier）

[➡「そうだったのか！ 臨床に役立つ心臓の発生・再生」Part Ⅰ-C「心臓発生：各論」，Ⅱ-B「発生異常で起こる心筋疾患」もご参照ください］

文　献

1. Ma Q, Zhou B, Pu WT. Reassessment of Isl1 and Nkx2-5 cardiac fate maps using a Gata4-based reporter of Cre activity. Dev Bio 2008；323：98-104.

7　QT 延長症候群：遺伝性と薬物性

症例 1：遺伝性 QT 延長症候群

　40 歳，女性。2 年前，会社の健康診断で心電図上 QT 延長を認め，精査目的に当院に紹介になった。失神の既往はない。突然死の家族歴なし。

　来院時，血圧 120/70 mmHg。心雑音なし。血液生化学的検査は，WBC 4,310/μl，RBC $412\times10^4/\mu$l，Hb 11.8 g/dl，PLT $17.6\times10^4/\mu$l，BUN 10.0 mg/dl，Cr 0.43 mg/dl，Na 142 mEq/L，K 3.9 mEq/L，Cl 104 mEq/L。胸部 X 線写真では，心陰影拡大なし，肺うっ血なし。心電図は，洞調律，QT 時間は 516 ms，QTc 時間は 502 ms（図 63）。心エコー検査では，LVEF 正常で，弁膜症なし。トレッドミル運動負荷心電図では，運動中の QTc 時間は 535 ms と短縮を認めず。遺伝子検査を行ったところ，LQT1 陽性であった。以上から先天性 QT 延長症候群と診断した。

　無症状であるので，無投薬で経過観察とした。

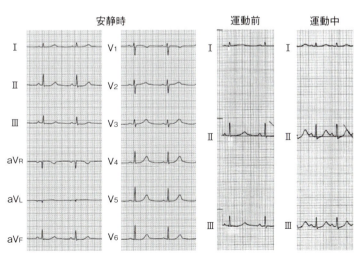

図 63　症例 1 の心電図

症例2：薬物誘発性QT延長症候群

29歳，女性。生来健康であった。一昨年11月9日に発熱・下痢・嘔吐を認め，11日に近医を受診。感染性腸炎の診断で消炎鎮痛薬とニューキノロン系の抗菌薬を投与された。13日頃まで嘔吐・下痢は持続，1日2～3回程度認め，食事もほとんど摂取できていなかった。11月16日に息切れと不整脈を自覚し，再受診。心電図を施行したところ，QT延長およびR on T型の心室期外収縮が認められたため，同日当院紹介受診となった。発症してから失神や前失神感は自覚していない。家族には心疾患の既往なし。

入院時，血圧106/66 mmHg。心雑音は聴取せず。血液生化学的検査は，WBC 5,800/μl，RBC 420×10^4/μl，Hb 13.5 g/dl，PLT 38.0×10^4/μl，BUN 7.3 mg/dl，Cr 0.46 mg/dl，Na 132 mEq/L，K 1.7 mEq/L，Cl 74 mEq/L，GOT 56 IU/L，GPT 25 IU/L，LDH 235 IU/L，CK 83 IU/L，CRP 0.12 mg/dl，TG 51 mg/dl，T-chol 247 mg/dl，LDL-chol 119 mg/dl，HDL-chol 112 mg/dl，BS 104 mg/dl，HbA1c 5.3%，BNP 10 pg/ml。胸部X線写真では，CTR 46%，肺うっ血なし。心電図は，洞調律，QT時間586 msとQT延長，R on T型の心室期外収縮を認めた。心エコー検査では，左室壁運動は正常で，弁膜症もなかった。低カリウム血症とニューキノロン系抗菌薬によるQT延長症候群と診断した。

薬剤中止とK補充を行い，2日後にQT間隔は正常化した。図64は心電図とK値の推移を示す。

病態生理から治療をどう考えるのか？

1）遺伝性QT延長症候群

遺伝性QT延長症候群はメンデルの遺伝子形式に従う疾患である。多くが一方の遺伝子だけに異常があると発症する常染色体優性遺伝形式のRomano-Ward症候群であるが，稀に両方の遺伝子に異常が入ってはじめて発症する常染色体劣性遺伝形式のLarvell and Lange-Nielsen症候群もある。大半を占めるRomano-Ward症候群は常染色体優性遺伝形式であることから，患者と健常者のカップルから1/2の確率で子供にも生じる（図65）。

1. 家族歴と遺伝子変異

症例1は，両親にQT延長症候群の家族歴がない。どのように考えたらいいのだろうか？ 少なくとも3つのケースが考えられる。

1つ目の考え方は，両親の一方が，症状ははっきりしないが遺伝子異常をもち，QT時間も若干延長している場合である。QT延長症候群も，症例2にみられる

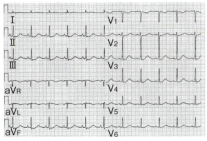

第1病日（K＝1.7 mEq/L）
第2病日（K＝2.5 mEq/L）
第3病日（K＝3.7 mEq/L）

図64　症例2の心電図とK値

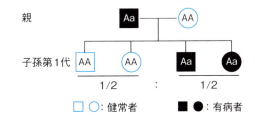

図65　常染色体優性遺伝。A：正常遺伝子，a：変異遺伝子。

ように血中K濃度などの環境因子の影響を受けるので，遺伝子異常をもつ一方の親で表現型が明らかにならなかったという考え方もできる。

2つ目の考え方は，*de novo* 変異（新規変異）である。*de novo* 変異は，両親には変異が存在せず，子供にはじめて変異が生じるものであり，1出産に1個の割合で新規変異が起こるとされている。ほとんどは健康に影響しないところに起こるので気づかないが，たまたま表現型に有利なところに変異が生じると，思いがけず優秀な子供が生まれる。いわゆる「トンビが鷹を生む」という状況になる。これを証明するためには，両親と患者の3人の遺伝子を調べる「トリオ解析」を行う必要がある。この症例の場合は，両親に *KCNQ1* の変異が見つからず，患者だけに見つかったときに *de novo* 変異ということができる。

3つ目の考え方は，modifier 変異が必要な場合である．すなわち，*KCNQ1* だけの変異では QT 延長症候群が発症せず，それ以外のなんらかの遺伝子の変異が重なって QT 延長症候群を発症する場合である．*KCNQ1* の変異が一方の親にあり（ここでは仮に父親と考えよう），modifier 変異がもう一方（ここでは母親）にあった場合，両親は単独の *KCNQ1* 変異あるいは単独の modifier 変異をもつだけなので，QT 延長症候群は発症しない．ところが，子供では *KCNQ1* 変異と modifier 変異がそろうので，発症することとなる．いずれにしても，両親の遺伝子検査を行わないと，いずれのパターンかはわからず，本症例を厳密な意味での「遺伝性」と呼んでよいか迷うところである．

2. 遺伝性 QT 延長症候群のサブタイプ：特徴と治療

遺伝性 QT 延長症候群は 2,500 人に 1 人の頻度でみられ，50〜70% に心室の再分極に関わるイオンチャネルあるいはその制御因子の遺伝子に変異が見つかっている．10 以上の遺伝子の変異が同定されており，サブタイプによって治療法が異なるため，個別化医療が重要な疾患である．遺伝子変異の同定が治療を左右するので，遺伝子検査の保険適応が認められている稀な疾患である．10 以上の遺伝子に変異があると説明したが，その 90% はタイプ 1〜3（これを LQT1〜3 と呼ぶ）に属する（表 9）．LQT1 は K チャネル KCNQ1，LQT2 は K チャネル KCNH2（別名 hERG），LQT3 は Na チャネル SCN5A の遺伝子異常によって起こる．治療としては，LQT1 は運動制限と β 遮断薬，LQT2 は β 遮断薬と K 補充，LQT3 は I 群抗不整脈薬（Na チャネル遮断薬）とペースメーカを選択する．

遺伝子検査を行わなくても，T 波の形状で LQT1〜3 の鑑別のヒントが得られる．LQT1 は幅が広く大きな T 波 *robust T wave*，LQT2 はノッチなどをもつ T 波 *abnormal T wave with notch, double peaks*，LQT3 は平坦な ST 部分が長く

表9 QT 延長症候群タイプ別の特徴

	LQT1	LQT2	LQT3
原因遺伝子	*KCNQ1*	*KCNH2 (hERG)*	*SCN5A*
誘因	運動（特に水泳） 情動的興奮	音刺激（目覚まし，電話など） 低カリウム血症	睡眠中 徐脈時
体表面心電図の T 波の特徴	robust T wave	abnormal T wave with notch, double peaks	terminal tall T wave
治療	β 遮断薬 運動制限	β 遮断薬 K 補充	I 群抗不整脈薬 ペースメーカ

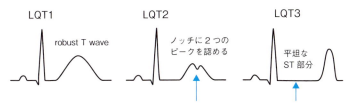

図66 LQTタイプ別体表面心電図

　その終末に細長いT波 *terminal tall T wave* を認める（図66）。ただし，この感度・特異度はLQT1 61%・71%，LQT2は62%・87%，LQT3は33%・98%であり，必ずしも高いとは言えないので，参考にする程度にとどめたい。本症例では幅の広いT波を認めることから，遺伝子検査前に予測をするとしたらLQT1と考えるだろう。実際に，遺伝子検査を行った結果はLQT1であった。

　LQT1の治療では，β遮断薬が第1選択である。LQT患者の生涯のLQT関連不整脈による死亡率は，約10%とされる（ただし失神を認めた人では，無治療なら1年間の死亡率は20%と極めて高い）。LQT1に限らず，β遮断薬投与中の死亡率は2%と低減されることから，QT延長症候群の治療はβ遮断薬が第1選択と考えられていた。遺伝子型がわかってきて，LQT1に限ると0.5%までリスクを減らせることがわかった。LQT2では有効率がぐっと下がって6～7%，LQT3では10～15%で，無効の場合はかえって死亡率が高くなる。LQT3では徐脈が発作の誘因となるが，β遮断薬は徐脈をもたらすので，かえって悪化するケースがあるのではと推測されている。本症例はLQT1で，β遮断薬が極めて有効と考えられることから，その投与も考慮されるケースである。

　薬物治療を選択する際のもう1つの参考情報として，LQT1の初回不整脈発作はほとんどが15歳以下に起こり，15歳までに初回発作を認めない場合には生涯不整脈発作を認めない例がかなりの割合を占める。この観点からは，無投薬での観察も十分視野に入る症例である。

　タイプ別に発作の誘因も異なることが知られている（表9）。LQT1は，運動と情動的興奮時に起こることが多く，運動では特に水泳中に発作が起こることが多い。LQT2は，目覚ましや電話などの音刺激により引き起こされることが多い。LQT3は，睡眠中や徐脈時に起こることが多い。LQT1では運動制限も治療の1つと考えられていることから，本症例では，

・β遮断薬の投与
・無投薬＋運動（少なくとも水泳）の禁止

の2つが治療の選択肢となるだろう。患者が運動好きであればβ遮断薬投与，そうでなければ無投薬が妥当な選択と思われる。今回は「運動などは特にするつも

りはありません」ということだったので．無投薬が選択されている．

[➡「そうだったのか！　臨床に役立つ不整脈の基礎」Part Ⅱ-F「QT延長症候群」および「そうだったのか！　臨床に役立つ心血管ゲノム医学」Part Ⅱ-C「家族性不整脈疾患」，Part Ⅱ-D「突然変異（de novo 変異）と先天性心疾患」もご参照ください］

2）薬物誘発性QT延長症候群

　薬物誘発性QT延長症候群は，抗不整脈薬以外の薬物では1〜10万回投薬に1回と稀な事象である．しかし，転帰として突然死をもたらすリスクがあることから，市販されている薬物が発売中止になる，あるいは開発中の薬がラインからドロップアウトする原因として最も頻度の高いものとなっている．医師としては，薬物の副作用を回避することは重要な使命であり，もともとQT時間の長い患者では薬物誘発性QT延長症候群を起こすことが知られている薬物の使用は避けたい．それでは，どの薬物が薬物誘発性QT延長症候群を生じる頻度が高いのだろう？

　抗不整脈薬では，ⅠA群薬・Ⅲ群薬とベプリジル（ベプリコール®）が比較的わかりやすいが，抗不整脈薬以外では様々な薬物が様々な程度でQT時間を延長するリスクをもっており，それをすべて把握して日常臨床にあたるのはまず不可能である．このあたりは，薬剤師との連携が是非とも必要な領域となる．ただ，症例2はある意味で薬物誘発性QT延長症候群の典型例であり，なんとか避ける努力をしたい．

　典型的というのは，感染性腸炎による下痢がもたらす「低カリウム血症」，薬物誘発性QT延長症候群のリスクが知られている「ニューキノロン系抗菌薬」，「女性」の3つの組み合わせである．薬物誘発性QT延長症候群を起こす薬剤のほとんどが，KCNH2（hERG）チャネルをブロックする．KCNH2（hERG）はLQT2の原因となる変異が起こる遺伝子であり，薬物誘発性QT延長症候群はLQT2と似た部分がある．LQT2では低カリウムが誘因となるので，低カリウムをきたす下痢などのときには注意が必要となる．これと類似するもう1つの典型例が，ⅠA群抗不整脈薬のキニジンである．QT延長を起こすことが知られており，キニジンのQT延長による失神を「キニジン失神」と呼んでいる．キニジンは，都合が悪いことに嘔吐・下痢などの副作用を起こし，低カリウムとなることがある．

　「女性」であることは，薬物誘発性QT延長症候群のリスク因子と考えられている．もともと，女性は男性よりもQT間隔が長い傾向にある．さらに，薬物によるQT延長の程度も男性より大きい傾向にある．そのメカニズムは完全には明らかではない．細胞・動物実験レベルでは性ホルモンの関与などが示されている

が，実臨床では閉経後も一定の割合で薬物誘発性 QT 延長症候群が起こることから，これだけでは説明できないかもしれない．

いずれにしても，
- 下痢などによる低カリウム血症
- 女性
- もともとの QT 間隔が長い

などの場合は，薬物の選択により慎重となることが求められる．

[➡「そうだったのか！ 臨床に役立つ不整脈の基礎」Part Ⅱ-F「QT 延長症候群」および「そうだったのか！ 臨床に役立つ心血管ゲノム医学」Part Ⅳ-B-5「薬物誘発性 QT 延長症候群と薬理ゲノム学」もご参照ください]

●ポイント●
遺伝性 QT 延長症候群
 遺伝子検査が個別化医療に役立つ
 LQT1 は β 遮断薬と運動制限により治療
薬物誘発性 QT 延長症候群
 下痢・嘔吐などの低カリウム血症を起こす病態
 これらの病態治療のためのニューキノロン系抗菌薬
 女性
 もともと QT 間隔が長い場合

Part V

血 栓 症

1　アスピリンの増量と心筋梗塞

症　例

　86歳，男性。労作性狭心症の診断で薬物療法中。20年前に左冠動脈前下行枝 #6 に，その9年後の2月に右冠動脈 #2 にステントを留置。当初からバイアスピリン® 100 mg は服用していた。2度目のステント留置の翌年の12月12日，断続的に胸痛発作が出現。不安定狭心症にて入院になった。12月15日，責任血管である右冠動脈 #4 に対してステントを留置し（図67左，矢印），12月18日には同時に見つかった左冠動脈前下行枝 #6 の病変にステントを留置した。術後は，バイアスピリン®を200 mgに増量し，チクロピジン200 mgを追加して様子をみていた。さらにその翌年の1月10日8時半に嘔吐を繰り返し，同時に胸部不快感も自覚したため当院を受診。心電図上，心筋梗塞の診断で入院となった。既往歴は，高血圧で薬物療法中。13年前の12月17日に大動脈弁狭窄に対して大動脈弁置換術施行。

　入院時，血圧 110/62 mmHg。心雑音なし。血液生化学的検査は，WBC 10,000/μl, RBC 431×10^4/μl, Hb 13.9 g/dl, PLT 21.1×10^4/μl, BUN 21.1 mg/dl, Cr 1.24 mg/dl, Na 138 mEq/L, K 4.6 mEq/L, Cl 101 mEq/L, GOT 82 IU/L, GPT 11 IU/L, LDH 382 IU/L, CK 991 IU/L, CK-MB 149.2 pg/ml, troponin-I 6.27 ng/ml, CRP 0.64 mg/dl, BNP 44 pg/ml, TG 90 mg/dl, T-chol

不安定狭心症発症時　　　心筋梗塞発症時

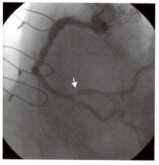 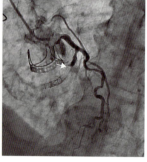

図67　冠動脈造影

194 mg/dl，LDL-chol 194 mg/dl，HDL-chol 61 mg/dl，LDL-chol/HDL-chol 3.18，BS 141 mg/dl，HbA1c 5.7%。胸部 X 線写真では，CTR 42% と心陰影拡大なし。心電図は，$V_1 \sim V_5$ で ST 上昇，Ⅱ・Ⅲ・aV_F で ST 低下。心エコー検査では，左室下部前壁中隔で壁運動低下。EF は 64% と保たれていた。以上から，急性心筋梗塞と診断。

高齢であったが冠動脈造影を行った（図 67 右）。結果，左冠動脈前下行枝 #6 が完全閉塞しており（図 67 右，矢印），ステントを留置した。術後はヘパリンを持続投与。peak CK/ CK-MB は 2,701（IU/L）/190.7（ng/ml）。その後は経過順調であった。

病態生理から治療をどう考えるのか？

1）アスピリンジレンマ

不安定狭心症で治療を行っていた患者で，ステント留置術を行ったので抗血小板薬 2 剤併用療法（DAPT）を開始している。この際，アスピリンも 100 mg から 200 mg に増量しているが，それにもかかわらず心筋梗塞を発症している。抗血小板療法が十分ではなかったのだろうか？ アスピリンをさらに増量する必要があるのだろうか？

実は，低用量のアスピリンを投与しても十分効果が得られないとき，アスピリンの投与量を増やすと，効果が出ないばかりでなく，かえって血栓ができやすくなることがある。これを「アスピリンジレンマ」と呼ぶ。

図 68 にアスピリンの作用点を示す。細胞膜脂質からできたアラキドン酸をプロスタグランジン G_2（PGG_2）に変換する酵素シクロオキシゲナーゼ（COX）を抑

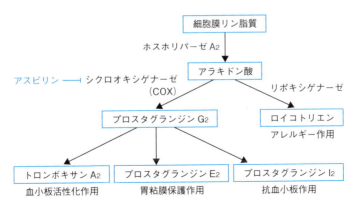

図 68　アスピリンの作用点

制するのがアスピリンである．すなわち，その下流にある，血小板を活性化する物質，トロンボキサン A_2（TXA_2）の産生を抑えることでアスピリンの抗血小板作用が発揮される．実は，PGG_2 の下流では，血小板活性化作用を有する TXA_2 と，抗血小板作用を有するプロスタグランジン I_2（PGI_2）という２つの相反する作用の物質が産生される．低用量のアスピリンは TXA_2 の産生だけを抑制し，高用量のアスピリンは PGI_2 の産生も抑制するので，高用量になるとかえって血栓形成を増強してしまうことがあるのだ．

それでは，なぜ低用量のアスピリンは TXA_2 の産生だけを抑制するのだろう？これにはアスピリンが COX を抑制する仕組み，および TXA_2 と PGI_2 の産生される細胞の違いが関係する．TXA_2 は血小板で産生され，PGI_2 は血管内皮細胞で産生される．血小板と血管内皮細胞の決定的な違いは，血小板には核がなく，血管内皮細胞には核があることだ．アスピリンは COX に一度結合すると，ずっとくっついたままで COX の作用を不可逆的に抑制する．再度 COX が働くためには，新しく産生される必要がある．核のない血小板は自身の中で新しく COX を作ることができないので，血小板そのものから新たに産生し直す必要があり，このため低用量のアスピリンで十分な効果を得ることができる．一方，血管内皮細胞では新たに COX が核で遺伝子から産生されるので，低用量では COX を十分抑えきれない．そのため，低用量のアスピリンでは血小板活性化作用だけが抑制されるが，高用量になると抗血小板作用まで抑制されてしまい，かえって血栓ができやすくなることがあるのだ．

アスピリン投与中の患者で大手術を行う場合は，比較的長い期間（7～10日）アスピリンを中止してから手術を行うことが推奨されている．これにも，アスピリンが COX を不可逆的に抑えることが関係する．アスピリンを中止しても，血小板で TXA_2 が産生され止血作用が十分働くためには，血小板そのものが十分量再生されるまで待つ必要があり，そのためには7～10日かかるのである．

2）アスピリンの副作用のメカニズム

アスピリンの作用点の話が出たついでに，他の有名なアスピリンの副作用のメカニズムを説明したいと思う．アスピリンの副作用として，消化性潰瘍とアスピリン喘息が有名である．PGG_2 の下流には，TXA_2・PGI_2 とともに，プロスタグランジン E_2（PGE_2）がある．PGE_2 は胃粘膜の血管拡張作用があるので，胃粘膜に保護的に働く．アスピリンで PGE_2 の産生を抑制すると，胃粘膜の血流の低下が起こり，消化性潰瘍ができやすくなるのだ．これを防ぐために，PGG_2 からの TXA_2 合成を触媒する TXA_2 合成酵素の阻害薬が発売された．「スーパーアスピリン」という通称で，ある年には世界で最も売れた薬となったことがある．ところが，のちに癌の発生率を上げることがわかって発売中止となり，製薬会社は大

きな損害賠償を支払う羽目になった。

　アラキドン酸の下流には，PGG_2とともにロイコトリエンがある。アスピリンによって，アラキドン酸からPGG_2の合成を抑制すると，相対的にロイコトリエンを産生する経路に利用されるアラキドン酸が増える。ロイコトリエンにはアレルギー作用があるので，アスピリンによりアレルギーを起こす人がいるのだ。ロイコトリエン受容体の阻害薬であるプランルカスト水和物（オノン®），ザフィルルカスト（アコレート®），モンテルカストナトリウム（シングレア®，キプレス®）は，アスピリン喘息の治療に有効と考えられている。

> ●ポイント●
> 　アスピリン使用の注意点
> 　　アスピリンジレンマ ⇒ 低用量アスピリンが効果不十分のとき，アスピリンを増量するとかえって血栓ができやすくなる
> 　　消化性潰瘍 ⇒ 胃粘膜の血流を維持するPGE_2の産生も抑制するため
> 　　アスピリン喘息 ⇒ ロイコトリエンの産生を増やすため

［→「そうだったのか！　臨床に役立つ循環薬理学」Part Ⅴ-A「血小板血栓と抗血小板薬」，「そうだったのか！　臨床に役立つ心血管ゲノム医学」Part Ⅳ-B-4「抗血小板療法・抗凝固療法の薬理ゲノム学」もご参照ください］

2　不安定なワルファリンの効果

症　例

　63歳，女性。前年の9月30日，心房中隔欠損・僧帽弁閉鎖不全・三尖弁閉鎖不全に対して心房中隔欠損孔閉鎖術，機械弁（ATS弁）による僧帽弁置換術，三尖弁輪形成術を一期的に施行。1年後の11月6日，房室ブロックに対してVVIペースメーカ植込み術を施行した。その後はワルファリンによる抗凝固療法を受けており，その他の併用薬はない。ワルファリンのコントロールが不安定で，細かい用量設定が必要である。
　過去3年間のPT-INRと，その間に服用していたワルファリンの用量の関係を図69に示す。

病態生理から治療をどう考えるのか？

1）ワルファリンの作用機序
　ワルファリンの効果は不安定となりやすいことが知られている。どうしてワルファリンの効果が不安定であるかを知るためには，ワルファリンの作用機序を知

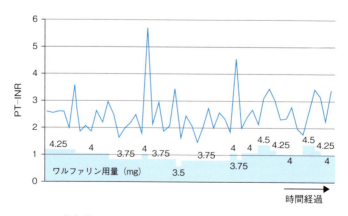

図69　ワルファリン投与量とPT-INRの推移

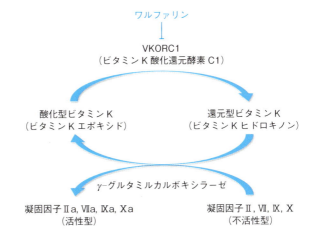

図70 ワルファリンの作用

る必要がある。

　ワルファリンの標的は，ビタミンK依存性凝固因子と呼ばれる凝固因子Ⅱ・Ⅶ・Ⅸ・Ⅹである．これらの凝固因子はγ-グルタミルカルボキシラーゼと呼ばれる酵素により蛋白のカルボキシ末端の切断を受け，活性型のⅡa・Ⅶa・Ⅸa・Ⅹaとなる．この反応において，γ-グルタミルカルボキシラーゼに加えて，補酵素として還元型ビタミンK（ビタミンKヒドロキノン）が必要となる．この反応とともに，還元型ビタミンKが酸化型ビタミンK（ビタミンKエポキシド）へと変換される．酸化型となったビタミンKは，ビタミンK酸化還元酵素C1（VKORC1）と呼ばれる酵素で，還元型ビタミンKに戻り補酵素として再利用される．ワルファリンは，このVKORC1を抑制する薬物である（図70）．このため，ワルファリンの作用はビタミンK依存的といわれる．

2）ワルファリン作用が不安定となる理由

　ワルファリンはこのような回りくどいメカニズムによって作用するため，その作用は様々な因子の影響を受け，作用が不安定となるのである．ビタミンKは脂溶性であり，体内で合成することはできない．そのため，必要なビタミンKは腸から吸収される．ビタミンKは，通常の食事をしている限り不足することはまずない．この点では，同じ脂溶性のビタミンAの欠損により夜盲症となるのとは事情が少し異なる．

　ビタミンAのように不足することはないのだが，だからといってビタミンはもともと「微量な要素」というのが定義の1つとなっており，ふんだんにあるというわけでもない．食事からの摂取量の多寡によって，肝臓におけるビタミンK

表10 ビタミンKを多く含む食事

非乾燥食品（普通の食品）		乾燥食品	
種類	ビタミンKの量（μg/100 g）	種類	ビタミンKの量（μg/100 g）
ひきわり納豆	930	抹茶	2,900
パセリ	850	カットわかめ	1,600
しそ	690	煎茶の茶葉	1,400
モロヘイヤ	640	わかめ	660
納豆	600	味付け海苔	650

のレベルがかなり変化する。ビタミンKの多い食事をとると，肝臓のビタミンKレベルが高くなるので，ワルファリンでVKORC1を抑制しても還元型ビタミンKのレベルはなかなか下がらず，ワルファリンの効きが悪くなる。ビタミンKを多く含む食事の代表が，納豆，そしてクロレラを多く含むホウレンソウなどの緑黄色野菜である。表10にビタミンKを多く含む食事をリストアップした。このように，ワルファリンの効果は食事のビタミンK摂取量により左右され，特にワルファリン治療患者は，納豆は禁止ということになるのだ。

3) ビタミンKは腸内細菌でも作られる！

ところで，「ビタミンKは腸から吸収される」と書いたが，実は食事から摂取されるものだけでなく，腸内細菌によっても合成される。腸内細菌には，3つのエンテロタイプがあるが，ビタミンKを合成できるタイプとできないタイプがあるかもしれない。抗菌薬を長期に服用していると，腸内細菌が変化する。これも肝臓のビタミンKレベルに作用し，ワルファリンの作用に影響するので，ワルファリン作用の個人差・日差・不安定性につながる要因の1つとなっている可能性がある。

> ●ポイント●
> ワルファリンは酸化されたビタミンKを再利用するための酵素を阻害
> 　体内のビタミンK過剰 ⇒ ワルファリンの効果減少
> 　体内のビタミンK欠乏 ⇒ ワルファリンの効果増加

［➡「そうだったのか！ 臨床に役立つ循環薬理学」Part V-B「凝固系と抗凝固薬」，「そうだったのか！ 臨床に役立つ心血管ゲノム医学」Part IV-B-4「抗血小板療法・抗凝固療法の薬理ゲノム学」もご参照ください］

3 ワルファリンの無効例

症　例

　47歳，男性。前年の健康診断で心拡大を指摘されていた。2月末にインフルエンザに罹患。その後，咳嗽・息切れが出現し，近医を受診。胸部X線写真で心陰影拡大と肺うっ血所見を認めたため，心不全の診断で当院紹介となった。既往歴は脂質異常症のみ。

　血圧126/90 mmHg。過剰心音・心雑音なし。血液生化学的検査は，WBC 8,800/μl，RBC 493×10^4/μl，Hb 15.2 g/dl，PLT 30.7×10^4/μl，BUN 14.7 mg/dl，Cr 0.87 mg/dl，Na 141 mEq/L，K 5.0 mEq/L，Cl 107 mEq/L，GOT 31 IU/L，GPT 37 IU/L，LDH 264 IU/L，CK 85 IU/L，CRP 0.19 mg/dl，BNP 953 pg/ml，TG 279 mg/dl，T-chol 186 mg/dl，LDL-chol 103 mg/dl，HDL-chol 45 mg/dl，LDL-chol/HDL-chol 2.29，BS 98 mg/dl，HbA1c 5.5%。胸部X線写真では，CTR 65%と心陰影拡大。肺うっ血所見あり。心電図は，洞調律，V$_5$～V$_6$でST低下。心エコー検査では，左室は拡大し，EFは22%，僧帽弁逆流は軽度にとどまった。左室心尖には壁在血栓を認めた。CS2，Nohria-Stevenson分類wet & warmの急性心不全の診断で，カルペリチドを投与。ACE阻害薬も同時に開始した。左室内血栓に対してはヘパリンを開始した。4月5日，突然右下腹部痛が出現。造影CTにて腎梗塞と診断した。心エコーでは，左室内血栓の可動性が増しており，左室内血栓による塞栓と考えられた。同日，外科的左室内血栓除去術と左室形成術を施行した。

　術後，ワルファリンを投与開始した。ワルファリンをloadingしてもPT-INRは延長せず，治療域に到達するのに1ヵ月を要した。PT-INRとその間に服用していたワルファリンの用量の関係を図71に示す。

病態生理から治療をどう考えるのか？

1）ワルファリン効果の個人差のメカニズム

　Part V-2章でも少し触れたが，ワルファリンの効果には個人差が大きいことが知られている。本症例のように5 mgを使っても十分な効果が得られない患者

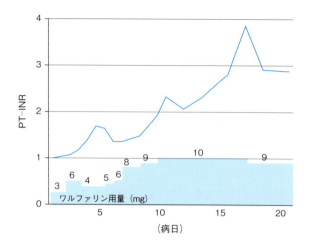

図 71　ワルファリン投与量と PT-INR の推移

がいる一方で，1 mg で十分な効果が得られ，一般的に使われるワルファリン 2 ～ 3 mg では出血の副作用が生じる患者もいる。

　このワルファリン効果の個人差を調べるファーマコジェネティックス研究が行われた。その結果，ワルファリン効果に影響するゲノム因子として 2 つの遺伝子が同定された。1 つはワルファリンの直接ターゲットであるビタミン K 酸化還元酵素 C1（VKORC1）［→Part V-2 章参照］，もう 1 つはワルファリンの代謝酵素 CYP2C9 である。ワルファリンの効果に影響を及ぼす *VKORC1* の多型には rs9923231 が知られている。rs9923231 のアレル頻度は人種差が大きく，白人ではほぼ 50%，アジア人では 10% 程度となっている。rs9923231 は *VKORC1* のプロモーター領域に存在し，多型で転写活性が強い機能獲得変異である。したがって，多型をもつ患者ではビタミン K ヒドロキノンのリサイクル効率が良く，凝固カスケードの活性化が強いため，これを抑えるにはワルファリンの用量がより多く必要となる。白人はアジア人に比べて高いワルファリン維持量を必要とするのも，白人にこの多型をもつ人が多いためである。

　ワルファリンの代謝は，薬物代謝酵素 CYP450 の CYP2C9 によって行われる。CYP2C9 には 29 個の 1 塩基多型（SNP）が存在し，これによって多くのアイソフォームに分類される。なかでもワルファリン用量に関連が強いのが，rs1057910（CYP2C9*3）である。ちなみに，CYP2C9*1 は野生型である。rs1057910（CYP2C9*3）のアレル頻度は 4.3% であり，この多型により CYP2C9 の酵素活性が大幅に低下する。ワルファリン代謝活性が，野生型（*1/*1）を 100% とすると，ヘテロ多型（*3/*1）では 50%，ホモ多型（*3/*3）では 10% まで低下する。したがって，これらの多型をもつ人はワルファリンの血中濃度が高

表11 遺伝的因子とワルファリン投与量

	VKORC1 rs9923231	*CYP2C9* rs1057910	ワルファリン維持量（mg/日）
低用量群	野生型	ヘテロ型 多型ホモ	2 mg
中等度用量群	野生型 ヘテロ型	野生型 多型ホモ	3 mg
高用量群	ヘテロ型 多型ホモ	ヘテロ型 野生型	4 mg

く維持され，ワルファリンの効果が強くなる．

2) ゲノム情報に基づくワルファリンの初回用量の設定

 VKORC1 の rs9923231 と *CYP2C9* の rs1057910 の 2 つの遺伝子多型情報を用いて，ワルファリンの初回投与量を決める試みがなされている．*VKORC1* の rs9923231（野生型，ヘテロ型，多型ホモ）と *CYP2C9* の rs1057910（*1/*1，*3/*1，*3/*3）の組み合わせにより，ワルファリン維持量を低用量・中等度用量・高用量の 3 群に分けている（表11）[1]．米国では，FDA が出しているワルファリンの添付文書で *VKORC1* の rs9923231 と *CYP2C9* の rs1057910（CYP2C9*3）の遺伝型を調べることが推奨されており，ワルファリンに関しては薬理ゲノム学の臨床応用が手に届くところまできている．ただ，本症例のようにワルファリン 5 mg でもコントロールされない患者，1 mg でもコントロールされる患者がいることは読者も経験するところである．表11 の用量設定の基準では，ワルファリンの幅が 2～4 mg であり，完全にカバーしきれないこともまた事実である．

> ●ポイント●
>
> ワルファリン効果に影響を与える遺伝因子
>   *VKORC1* の rs9923231 ⇒ 多型はワルファリンが効きにくい
>   *CYP2C9* の rs1057910 ⇒ 多型はワルファリンが効きやすい

［➡「そうだったのか！ 臨床に役立つ循環薬理学」Part Ⅴ-B「凝固系と抗凝固薬」，および「そうだったのか！ 臨床に役立つ心血管ゲノム医学」Part Ⅳ-B「循環器疾患と薬理ゲノム学」もご参照ください］

文　献

1. Biss TT, Avery PJ, Brandão LR. *VKORC1* and *CYP2C9* genotype and patient characteristics explain a large proportion of the variability in warfarin dose requirement among children. Blood 2012; 119: 868-73.

4 ワルファリンとエゼチミブの併用による PT-INR 上昇

症　例

　79歳，男性。2年前の2月の健康診断で心房細動を指摘され，当院紹介となった。自覚症状なし。既往歴として，高血圧で薬物療法中であった。

　初診時，血圧 122/82 mmHg。過剰心音・心雑音は聴取されなかった。胸部X線写真では，心陰影の拡大なし。心電図は，心房細動。心エコー検査では，左室機能は正常で，LVEFは78%，軽度〜中等度の大動脈弁閉鎖不全を認めるのみであった。自覚症状がないことからレートコントロールを行うこととして，β遮断薬を投与開始した。また，CHADS2 スコアで2点であることから，ワルファリン 2.5 mg/日による抗凝固療法を開始し，PT-INR は 2.0 〜 2.4 で安定していた。以前より高 LDL コレステロール血症でシンバスタチン（リポバス®）10 mg/日を服用していたが，本年5月に LDL-chol コントロール不良により，エゼチミブ（ゼチーア®）10 mg/日併用を始めた。

　6月，イスから立ち上がろうとしたときに，右脚に力が入らないような感じになった。上肢の運動麻痺はなし。頭部 CT にて，左被殻に小出血を認めた。降圧薬のみで保存的に加療され，出血巣は吸収された。入院時の PT-INR を測定すると，3.6 であった。

病態生理から治療をどう考えるのか？

1) LDL-chol コントロール不良の場合のエゼチミブ併用

　本症例は，心房細動でワルファリン治療を行い PT-INR は安定していたが，突然 PT-INR が上昇し，脳出血を起こしている。その直前に，LDL-chol コントロール不良により，スタチンに加えてエゼチミブを併用している。エゼチミブが PT-INR の突然の上昇になんらかの関係があるのだろうか？

　これを考える前に，スタチンで LDL-chol コントロール不良の場合，スタチンの増量（標準量の倍量：シンバスタチン 20 mg/日），あるいはスタチン標準量＋エゼチミブ併用のどちらを選択するのが良いのか考えてみよう。ちょっと特殊なケースになってしまうが，欧米で冠動脈疾患のリスクが極めて高い患者（超高

リスク患者）で，シンバスタチンの標準量 40 mg/日（欧米の標準量は日本よりもかなり多い）でLDL-chol 70 mg/ml 以下の厳密な目標値を達成できなかった患者を対象に，シンバスタチンの倍量（80 mg/日，211例）と，シンバスタチン40 mg/日＋小腸コレステロールトランスポーター阻害薬のエゼチミブ 10 mg/日併用（213例）の2治療の効果を比較した臨床試験がある[1]。さらなるLDL-chol低下率は，シンバスタチン倍量 4%，エゼチミブ併用 27% であった。また，超高リスク患者の LDL-chol コントロール目標である LDL-chol < 70 mg/dl の達成率は，それぞれシンバスタチン倍量 31%，エゼチミブ併用 60% であった。つまり，LDL-chol 低下率・LDL-chol < 70 mg/dl 達成率いずれもエゼチミブ併用のほうが有意に良好な結果が得られている。LDL-chol のことだけを考えると，エゼチミブ併用は妥当な判断だったと考えられる。

2) エゼチミブがワルファリン作用を増強するのか？

それでは次に，エゼチミブがワルファリン作用になんらかの関係があるのかを考えてみよう。まず，エゼチミブの作用メカニズムから説明する。

エゼチミブは小腸コレステロールトランスポーター阻害薬である。小腸のコレステロールトランスポーターは，Nieman-Pick C1 like 1（NPC1L1）と呼ばれるトランスポーターである。Nieman-Pick 病は脂質蓄積病とも呼ばれ，細胞内脂質を蓄積し，これが主に神経症状を呈する先天性代謝異常症である。このうち Nieman-Pick 病 C 型が，NPC と呼ばれるリソソームに存在するコレステロールトランスポーターの遺伝子異常によって発症する。この NPC 類似のトランスポーターが小腸でのコレステロール吸収に関わることが明らかとなり，NPC1L1 と呼ばれるようになった。

前章で，ビタミン K は体内では合成できず，食事から摂取されることを説明した。それでは，ビタミン K の腸からの摂取はどのように行われるのだろうか？その経路は，実は最近まで明らかになっていなかった。2015年に Takada らによって，ビタミン K の吸収も小腸の NPC1L1 で行われることが明らかとなった[2]。ビタミン K が脂溶性ビタミンであることを考えると，なるほどと合点がいく。このことから，エゼチミブを投与するとビタミン K の食事からの吸収が阻害されるので，ビタミン K 依存性抗凝固薬であるワルファリンの作用が増強されることが示唆される。この論文で Takada らは，ワルファリンとエゼチミブの薬物相互作用を検討している。図72 では，ワルファリン非服用者とワルファリン服用者とでエゼチミブ投与前後の PT-INR を比較している。その結果，ワルファリン服用者（図72右）ではエゼチミブ投与後に 85% 以上で PT-INR が延長した。エゼチミブ投与前の PT-INR が至適範囲であった 3 名で，エゼチミブ投与後に 3 以上となっている。ワルファリン服用者では，エゼチミブ投与は要注意と考え

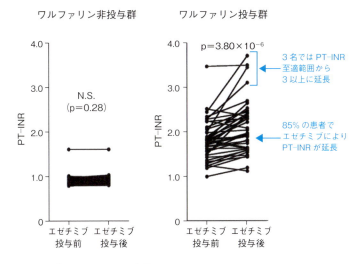

図72 エゼチミブによるPT-NR上昇

る必要がある。

> ●ポイント●
> 小腸コレステロール取り込み経路 ⇒ 脂質トランスポーター NPC1L1
> 小腸ビタミンK取り込み経路 ⇒ 脂質トランスポーター NPC1L1
> 　⇒ 小腸コレステロールトランスポーター阻害薬エゼチミブは,小腸からのビタミンKの取り込みも阻害
> 　　⇒ 体内のビタミンKの量が減少
> 　　　⇒ ワルファリンの効果が増強

文　献

1. Brudi P, Reckless JP, Henry DP, et al. Efficacy of ezetimibe/simvastatin 10/40 mg compared to doubling the dose of low-, medium- and high-potency statin monotherapy in patients with a recent coronary event. Cardiology 2009; 113: 89-97.
2. Takada T, Yamanashi Y, Konishi K, et al. NPC1L1 is a key regulator of intestinal vitamin K absorption and a modulator of warfarin therapy. Sci Transl Med 2015; 7: 275ra23.

5　抗血小板薬と抗凝固薬併用中の脳出血発症

症　例

　79歳，男性．4年前の12月，不安定狭心症によるステント留置後に抗血小板薬2剤併用療法（DAPT）を開始し，翌年12月からアスピリン100 mg/日単独としていた．本年2月の健康診断で心房細動を指摘され，当院紹介となった．自覚症状なし．既往歴として高血圧で薬物療法中であった．
　初診時，血圧122/82 mmHg．過剰心音・心雑音は聴取されなかった．胸部X線写真では，心陰影の拡大なし．心電図は，心房細動（図73左）．心エコー検査では，左室機能正常で，LVEFは78%．軽度～中等度の大動脈弁閉鎖不全を認めるのみであった．自覚症状がないことからレートコントロールを行うこととし，β遮断薬を投与開始した．また，CHADS2スコア2点，CHA2DS2-VAScスコア3点であることから，ダビガトラン220 mg/日による抗凝固療法を開始した．
　6月26日，イスから立ち上がろうとしたときに右脚に力が入らないような感じになった．上肢の運動麻痺はなし．頭部CTにて，左被殻に小出血を認めた（図73右，矢印）．降圧薬のみで保存的に治療され，出血巣は吸収された．

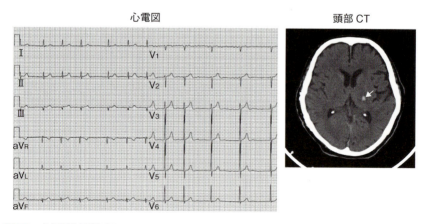

図73　心電図と頭部CT

病態生理から治療をどう考えるのか？

1）治療をどのように考えるか？

　ステント留置後の患者で，DAPT を 1 年間，その後アスピリン単独投与を行っている。心房細動で，CHADS2 スコアおよび CHA2DS2-VASc スコアからダビガトランの 220 mg/日と少量の投与を行っていたところ，脳出血を起こしている。考えるべきポイントは 2 点ある。新規経口抗凝固薬（DOAC）の投与は妥当であったか？ そして，抗凝固薬と抗血小板薬の併用はどのように考えるべきなのか？——である。

2）ダビガトラン投与

　心房細動患者で抗凝固療法を行わなければ，1 年間に約 5% の割合で心原性脳塞栓を起こすとされている。ワルファリンあるいは DOAC による抗凝固療法で，脳梗塞を 70 ～ 80% 予防できる。すなわち，脳梗塞の割合を年間 1 ～ 1.5% に減らすことができるのだ。一方で，抗凝固薬を使うと一定の割合で出血性副作用，特に頭蓋内出血を起こす。その頻度は，だいたい年間 1 ～ 2% とされている。そこで，抗凝固薬を使うことによる心原性脳塞栓予防効果と出血性副作用増加のバランスで，抗凝固薬を使うか否かが決まる。心原性脳塞栓のリスクの評価に使われるのが，CHADS2 スコアおよび CHA2DS2-VASc スコアである（表 12）。

　年間の心原性脳塞栓の発症頻度は，だいたい CHADS2 スコアの 2 倍程度とされている。例えば，CHADS2 スコア 1 点では年間 2.8% の脳梗塞発症率があるので，2.8×0.7 ～ 0.8 = 2 ～ 2.2% の脳梗塞を減らすことができる。一方，脳出血が年間 1 ～ 2% 増えるので，CHADS2 スコア 1 点では抗凝固療法を行ったほうが，ぎりぎり患者のメリットとなりそうである。CHADS2 スコア 2 点以上では，抗凝固療法を行うことが推奨され，CHADS2 スコア 0 点では抗凝固療法は行わな

表 12　CHADS2 スコアと CHA2DS2-VASc スコア

	CHADS2	CHA2DS2-VASc
C：congestive heart failure（心不全）	1	1
H：hypertension（高血圧）	1	1
A：age（年齢 75 歳以上）	1	2
D：diabetes mellitus（糖尿病）	1	1
S：stroke（脳卒中）	2	2
V：vascular diseases（血管疾患）	—	1
A：age（年齢 65 ～ 74 歳）	—	1
S：sex female（女性）	—	1
合計スコア	0 ～ 6	0 ～ 9

表13 HAS-BLED スコア

	スコア
H：hypertension（高血圧）	1
A：abnormal renal/liver function（腎・肝機能異常 各1点）	1 or 2
S：stroke（脳卒中）	1
B：bleeding（出血既往・出血傾向）	1
L：labile（INR 不安定）	1
E：elderly（年齢75歳以上）	1
D：drug/alcohol（抗血小板薬/NSAIDs あるいはアルコール依存 各1点）	1 or 2
合計スコア	0〜9

いほうがよいと考えられている。

　これらは脳梗塞の予防効果からみた判断だが，脳出血などの出血性副作用の起こりやすさにも個人差がある。これを予測するアルゴリズムとして，HAS-BLED スコアと呼ばれるものが使われる（表13）。スコアによって下記の3群に分類される。

- ・低リスク　　　　スコア0（年間の大出血発症リスク1％前後）
- ・中等度リスク　　スコア1〜2（年間の大出血発症リスク2〜4％前後）
- ・高リスク　　　　スコア3以上（年間の大出血発症リスク4〜6％前後）

　本症例をみていくと，CHADS2 スコアは年齢と高血圧の2点で，年間の脳梗塞発症リスクは4％。抗凝固療法による脳梗塞発症リスクの軽減は，$4 \times 0.8 = 3.2\%$となる。HAS-BLED スコアは，高血圧，年齢，抗血小板薬の3点，年間の大出血発症リスクは4〜6％で，このままでは抗凝固療法による大出血発症のリスクのほうが上回ってしまう。ガイドラインでは CHADS2 スコア2点以上は抗凝固療法が推奨されているが，少し悩むところだ。

3）抗凝固薬と抗血小板薬の併用

　もう1つのポイントが，抗凝固薬と抗血小板薬の併用である。心筋梗塞と心房細動はいずれも生活習慣病の範疇に属し，しばしば合併することがある。そこで，心筋梗塞に対して抗血小板薬，心房細動に合併する脳梗塞に対して抗凝固薬の併用が余儀なくされることが珍しくない。HAS-BLED スコアにあるように，この併用は出血性副作用のリスクとなる。どのくらいのリスクになるのだろうか？

　RE-LY 試験と呼ばれる臨床試験のサブ解析で，抗血小板薬とワルファリンあるいはダビガトラン併用の出血リスクが解析されている[1]。RE-LY 試験では，全患者18,113名中6,952名で抗血小板薬が一定期間併用されている。5,789名がアスピリン単独，351名がクロピドグレル単独，812名が両薬の併用である。ワ

ルファリン，ダビガトラン 110 mg 1 日 2 回，ダビガトラン 150 mg 1 日 2 回いずれでも，抗血小板薬の併用により大出血・小出血とも増加している．大出血でみると，抗血小板薬 1 剤併用で 1.5 倍強，2 剤併用で 2 倍強の増加となっている．また，特に小出血に限るとダビガトラン 110 mg 1 日 2 回で出血頻度が少ない傾向にあることから，抗血小板薬の併用は出血リスクを増やすが，併用が避けられない状況では抗凝固薬を通常より低用量にすることが推奨される．

以上から，抗血小板薬と抗凝固薬の併用で大出血リスクが 1.5 倍に増加する．ダビガトランの少量（110 mg）により出血リスクが若干減る傾向にあり，本症例でもダビガトラン 110 mg が投与されている．ステント手術後 4 年経っているので，抗血小板薬を中止しておいてもよかったケースかもしれない．もし抗血小板薬を中止していたとすると，HAS-BLED スコアは 2 点となって，出血リスクは 2〜4% となり，血栓予防効果の 3.2% と甲乙つけがたくなるので，抗凝固療法を行うことにそれほど抵抗感がなくなる．

●ポイント●
心房細動の心原性脳塞栓合併のリスク評価
　CHADS2，CHA2DS2-VASc 2 点以上 ⇒ 高リスク
抗凝固薬治療による出血のリスク評価
　HAS-BLED 3 点以上 ⇒ 高リスク

文　献

1. Dans AL, Connolly SJ, Wallentin L, et al. Concomitant use of antiplatelet therapy with dabigatran or warfarin in the Randomized Evaluation of Long-Term Anticoagulation Therapy (RE-LY) trial. Circulation 2013; 127: 634-40.

索　引

【欧文索引】

ACE 阻害薬/ARB　48, 58, 99, 105
ACTIVE W 試験　126
ADP　65
AFFIRM 試験　115
angiophagy　62
ASSERT 試験　128
AT_1 受容体　105

Bern-Rotterdam Cohort Study　67
Borg スケール　52

CABANA 試験　131
cAMP　5
cGMP　5
CHADS2 スコア　125, 161
CHA2DS2-VASc スコア　125, 161
CK/CK-MB　61
CYP2C9　154

de novo 変異　139
door-to-baloon time　61

EAST 試験　131
ExTRA-MaTCH　54

Forrester 分類　3
Framingham Offspring 研究　121
FUSION Ⅱ試験　7

Geriatric Nutritional Risk Index (GNRI)　45
G 蛋白　16

Harvard Egg Study　88
HAS-BLED スコア　162
HDL コレステロール (HDL-chol)　76
　―多面性効果　78
　―機能不全　79
heart failure with mid-range EF (HFmrEF)　41
heart failure with preserved EF (HFpEF : EF が正常の心不全)　39
　―治療　43
heart failure with reduced EF (HFrEF : EF が低下した心不全)　41
Henle 係蹄　26, 33
HF-ACTION　54

Larvell and Lange-Nielsen 症候群　138
LDL コレステロール (LDL-chol)　77, 157
　―遺伝性　87

M_2 受容体　73
modifier 変異　140

Na/K/Cl co-transporter (NKCC2)　26
nesiritide　6
Nieman-Pick 病　158
Nohria-Stevenson 分類　4

$P2Y_{12}$　66
paraoxonase-1 (PON-1)　78
PT-INR　157

QT 延長症候群　―遺伝性と薬物性　137

RACE Ⅱ　118
rate of perceived exertion (RPE)　51
RE-LY 試験　162
ROCKET AF　117
Romano-Ward 症候群　138

ST 上昇型心筋梗塞 (STEMI)　60
Swan-Ganz カテーテル　3

TIMI grade　61
TREAT-AF　117
TRPV4 チャネル　37

Uth-Sørensen-Overgaard-Pedersen 推定法　53

【和文索引】

あ
悪液質 47
アスピリン（バイアスピリン®） 57,
　66, 126, 146, 162
　—副作用 148
アスピリンジレンマ 147
アデニル酸シクラーゼ 17
アテローム性プラーク 57
アミオダロン 43
アミノグリコシド系抗菌薬 29
アルコール 70
　—制限 49
アルデヒド脱水素酵素（ALDH$_2$） 70
アルドステロン 27, 103
α 遮断薬 74
α 受容体 16
　— α_1 受容体 12, 73
　— α_2 受容体 12
安静時狭心症 68

異型狭心症 72
Ⅰ群抗不整脈薬（Na チャネル遮断薬）
　110, 140
一酸化窒素（NO） 5, 70
遺伝子多型 121
遺伝性 QT 延長症候群 138

右室拡大 20
うっ血 4
運動/運動療法 48, 50

エゼチミブ（ゼチーア®） 157
エベロリムス溶出性ステント（EES） 65
塩分制限 48, 98

横紋筋融解症 90

か
拡張不全 41
カテーテルアブレーション 112, 129
カテコラミン 11
空咳 105
カリウム保持性利尿薬 25
カルシウム拮抗薬 58, 68, 99, 116
カルニチン 84

カルベジロール（アーチスト®） 114
カルペリチド（ハンプ®） 2, 43
冠動脈バイパス手術（CABG） 64

キニジン 142
キニナーゼ 106
機能的僧帽弁閉鎖不全 43
急性冠症候群 58
急性心筋梗塞（AMI） 60
凝固因子Ⅸ 126
狭心症
　—安静時 68
　—異型 72
　—労作時 68
筋力低下 47

クエン酸 K クエン酸 Na 配合（ウラリット-U®） 31
クリニカル・シナリオ（CS） 3
クロピドグレル（プラビックス®） 57,
　126, 162

血圧の日内変動 99
血管拡張作用 12, 73
血管拡張薬 4
血管収縮作用 12, 73
血小板血栓 126
血清コレステロール値 88
血栓
　—血小板 126
　—フィブリン 37, 62, 126
血栓除去機構 62

高 LDL コレステロール血症 86
降圧薬
　—選択 98
　—中止/離脱 100, 102
抗アルドステロン薬 25
　—作用機序 27
高カリウム血症 24
交感神経 11, 73, 117
抗凝固療法 126
　—抗血小板薬との併用 160
抗血小板薬 57
抗血小板薬 2 剤併用療法（DAPT） 57,
　64, 126
抗血小板療法 147

高尿酸血症　30
後負荷　5, 8
抗不整脈薬　129
高齢者　39, 63
コエンザイムQ10　91
誤嚥性肺炎　107
コモン疾患　―遺伝性　121
コレステロール逆輸送（RCT）　77
コレステロール摂取量　88

さ

サイアザイド系利尿薬　99
再灌流療法　60
最大酸素消費量（VO$_2$）　52
左脚ブロック　43
左室拡張末期圧　36
サブクリニカル心房細動（SCAF）　127
サルコペニア　47
酸–塩基調節　32

ジギタリス　116
シクロオキシゲナーゼ（COX）　147
ジゴキシン（ジゴシン®）　110
シベンゾリン（シベノール®）　110
脂肪変性　134
集合管　26, 32
収縮期血圧　12
収縮不全　41
収縮力増強作用　12
小腸コレステロールトランスポーター　158
上皮型Naチャネル（ENaC）　26, 103
食塩感受性高血圧　98, 102
食事療法　48, 86
女性　42, 68, 142
ジルチアゼム（ヘルベッサー®）　70
シロリムス溶出性ステント（SES）　66
心筋梗塞　56, 76, 82, 93, 146
　―ST上昇型（STEMI）　60
心原性脳塞栓　124
心室頻拍　133
心臓悪液質　45, 48, 51
心臓再同期療法（CRT）　14
心臓保護作用　99
浸透圧調節　22
浸透圧利尿薬　29
心拍数増加作用　12

シンバスタチン（リポバス®）　157
心房細動　42, 124, 161
　―遺伝因子　120
　―家族性　120
　―サブクリニカル（SCAF）　127
　―持続時間　127
　―肺静脈隔離術　129
　―発作性　126
心房性ナトリウム利尿ペプチド（ANP）　2
心房粗動　110

水分制限　48
スタチン　58, 90
ステント留置　64, 161
ストレス　93

喘息　114
前負荷　5, 8

臓器保護作用　5
塞栓形成　62

た

代謝性アシドーシス　32
代謝性アルカローシス　32
ダビガトラン　161
炭酸脱水素酵素抑制薬（ダイアモックス®）　29
タンパク質摂取　48

チエノピリジン　66
チクロピジン（パナルジン®）　57
腸内細菌　84, 152

低栄養　45
低カリウム血症　24, 142
低灌流　4
低ナトリウム血症　20

糖尿病　63
動脈硬化　84
ドパミン　9
　―作用機序　11
ドブタミン　9
　―作用機序　11
トリメチルアミン N オキシド（TMAO）　84

トルバプタン（サムスカ®） 19
　—作用機序 21
　—使用上の注意点 22
トロンボキサン A_2（TXA_2） 65, 148

な
内皮型 NO 合成酵素（eNOS） 78
内リンパ 29
ナトリウム（Na）再吸収 26
ナトリウム利尿 21

肉食 82
ニトログリセリン 5, 68
　—感受性 70
ニューキノロン系抗菌薬 142
尿酸代謝 31

脳出血 160
脳卒中 124
ノルアドレナリン 13

は
肺静脈隔離術 129
肺水腫 35
肺胞-毛細血管バリア 36
パクリタキセル溶出性ステント（PES） 67
バソプレッシン V_2 受容体阻害薬 20

微小血管性狭心症 68
ビソプロロール（メインテート®） 117
ピタバスタチン（リバロ®） 90
ビタミン K 151
ビタミン K 酸化還元酵素 C1（VKORC1） 151, 154

不安定狭心症 83, 147
　—心筋梗塞への移行 56
フィブリン血栓 37, 62, 126
副交感神経 73, 117
不整脈原性右室心筋症 132
双子研究 121
ブラジキニン 106
フレイル 47
プレコンディショニング 18
プロスタグランジン 147
フロセミド 23, 25, 30

　—尿酸値上昇 32
プロトンポンプ 32

ペースメーカ 140
ペースメーカ誘導性一時的非同期（PITA） 18
β 遮断薬 43, 48, 58, 68, 99, 116
β 受容体 16
　—β_1 受容体 12, 117
　—β_2 受容体 12, 73, 117
　—β_3 受容体 12
ベプリジル（ベプリコール®） 142
ベラパミル（ワソラン®） 110
ベンズブロマロン（ユリノーム®） 31
ホスホジエステラーゼ 66
発作性心房細動 126

ま
慢性冠動脈疾患 58, 68
ミエロペルオキシダーゼ（MPO） 58, 79
水利尿 21
ミトコンドリア障害 91
ミネラルコルチコイド 27
モーニング・サージ 74, 99

や
薬物誘発性 QT 延長症候群 142
有酸素運動療法（AET） 48, 51
容量負荷 20

ら
ランジオロール 43
リズムコントロール 115, 129
利尿薬 4, 24, 35
　—カリウム保持性 25
　—浸透圧 29
　—ループ 20, 29
レートコントロール 43, 115, 130
レジスタンストレーニング 53

労作時狭心症　68

わ
ワルファリン　126, 150

　―エゼチミブとの併用　157
　―作用機序　150
　―初回用量　155
　―無効例　153

〈著者略歴〉
古川 哲史 東京医科歯科大学難治疾患研究所生体情報薬理分野 教授
1989 年 東京医科歯科大学大学院医学研究科博士課程（内科学専攻）修了，
米国マイアミ大学医学部内科学循環器部門・リサーチアシスタント
プロフェッサー
1990 年 東京医科歯科大学難治疾患研究所専攻生
1991 年 学術振興会特別研究員
1994 年 東京医科歯科大学難治疾患研究所自律生理分野 助手
1999 年 秋田大学医学部第一生理学講座 助教授
2003 年〜 現職

・日本循環器学会，日本薬理学会，日本生理学会，日本不整脈心電学会（理事），
日本 NO 学会，日本循環薬理学会（幹事），国際心臓病研究学会日本部会
・著書：「そうだったのか！ 臨床に役立つ不整脈の基礎」（共著），「そうだったのか！ 臨床に役立つ循環薬理学」「そうだったのか！ 臨床に役立つ心血管ゲノム医学」「そうだったのか！ 臨床に役立つ心臓の発生・再生」（以上，MEDSi）。「しくみからマスターする Dr. フルカワの心電図の読み方」（総合医学社），「血圧と心臓が気になる人のための本」（新潮新書），ほか。日経メディカルオンラインに，古川哲史の「基礎と臨床の架け橋」を連載中。

そうだったのか！
症例でみる循環器病態生理　　　定価：本体 4,500 円＋税

2018 年 3 月 15 日発行　第 1 版第 1 刷 ©

著　者　古川 哲史
　　　　（ふるかわ　てつし）

発行者　株式会社　メディカル・サイエンス・インターナショナル
　　　　代表取締役　金子 浩平
　　　　東京都文京区本郷 1-28-36
　　　　郵便番号 113-0033　電話（03）5804-6050

印刷：双文社印刷／表紙装丁・イラスト：トライアンス

ISBN 978-4-89592-911-0　C3047

本書の複製権・翻訳権・上映権・譲渡権・貸与権・公衆送信権（送信可能化権を含む）は（株）メディカル・サイエンス・インターナショナルが保有します。本書を無断で複製する行為（複写，スキャン，デジタルデータ化など）は，「私的使用のための複製」など著作権法上の限られた例外を除き禁じられています。大学，病院，診療所，企業などにおいて，業務上使用する目的（診療，研究活動を含む）で上記の行為を行うことは，その使用範囲が内部的であっても，私的使用には該当せず，違法です。また私的使用に該当する場合であっても，代行業者等の第三者に依頼して上記の行為を行うことは違法となります。

JCOPY 〈（社）出版者著作権管理機構　委託出版物〉
本書の無断複写は著作権法上での例外を除き禁じられています。複写される場合は，そのつど事前に，（社）出版者著作権管理機構（電話 03-3513-6969，FAX 03-3513-6979，info@jcopy.or.jp）の許諾を得てください。